Histología y Embriología

Del diagnóstico histológico y embriológico al diagnóstico clínico

D'Ottavio, Alberto Enrique
Bassan, Norberto David
Cesolari, José Alberto Miguel
Tellez, Tomás Eduardo

Protocolos para diagnóstico microscópico
Guías de autoaprendizaje y autoevaluación
Aprendizaje basado en problemas

CORPUS

D'Ottavio, Alberto Enrique
Histología y Embriología / Alberto Enrique D'Ottavio; Norberto David Bassan; José Alberto Miguel Cesolari; Tomás Eduardo Tellez - 2ª ed. - Rosario
Corpus Editorial y Distribuidora, 2007.
224 p. : 26x18 cm.

ISBN 978-950-9030-38-1

1. Histología. 2. Embriología

CDD 611.018

Histología y Embriología
Alberto Enrique D'Ottavio, *et al.*
2ª Edición

editorial@corpuslibros.com.ar
adottavio@corpuslibros.com.ar
www.corpuslibros.com.ar
Suipacha 581 - Tel/Fax: (+54 341) 439 4978 / 437 1327
(S2002LRK) Rosario - Argentina

Editor: Esteban Oscar Mestre

NOTA

La medicina es una ciencia en constante desarrollo. Conforme surjan nuevos conocimientos, se requerirán cambios de la terapéutica. El (los) autor (es) y los editores se han esforzado para que los cuadros de dosificación medicamentosa sean precisos y acordes con lo establecido en la fecha de publicación. Sin embargo, ante los posibles errores humanos y cambios en la medicina, ni los editores, ni cualquier otra persona que haya participado en la preparación de la obra garantizan que la información contenida en ella sea precisa o completa; tampoco son responsables de errores u omisiones, ni de los resultados que con dicha información se obtengan. Convendría recurrir a otras fuentes de datos, por ejemplo, y de manera particular, habrá que consultar la hoja de información que se adjunta con cada medicamento, para tener certeza de que la información de esta obra es precisa y no se han introducido cambios en la dosis recomendada o en las contraindicaciones para su administración. Esto es de particular importancia con respecto a fármacos nuevos o de uso no frecuente. También deberá consultarse a los laboratorios para información sobre los valores normales.

Tirada: 2000 ejemplares
Se terminó de imprimir en febrero de 2007
Rosario - Argentina

Autores

ALBERTO ENRIQUE D'OTTAVIO
Profesor Titular de Histología y Embriología.
Facultad de Ciencias Médicas
Universidad Nacional de Rosario.

NORBERTO DAVID BASSAN
Profesor Titular de Citología, Histología y Embriología, Facultad de Medicina, Rosario. Universidad Abierta Interamericana
Profesor Adjunto de Histología y Embriología, Facultad de Ciencias Médicas, Universidad Nacional de Rosario.

JOSÉ ALBERTO MIGUEL CESOLARI
Profesor Titular de Biología Celular, Histología, Embriología y Genética
Escuela de Medicina
Instituto Universitario Italiano de Rosario
Profesor Asociado de Histología y Embriología
Facultad de Ciencias Médicas, Universidad Nacional de Rosario.

TOMÁS EDUARDO TELLEZ
Profesor Adjunto de Histología y Embriología
Facultad de Ciencias Médicas, Universidad Nacional de Rosario.

PREFACIO A LA 2ª EDICIÓN

Mucho nos gratifica poder testimoniar nuestro agradecimiento por la auspiciosa recepción que los principales destinatarios de este emprendimiento, los alumnos, dieran a su primera edición. Asimismo, resulta imposible olvidar a los docentes que nos allegaron sugerencias para el mejoramiento de este libro.

Ello ha sido la puerta que nos ha permitido el ingreso a esta segunda edición que, revisada, modificada y actualizada, hoy ve la luz.

Por otra parte, ha servido de estímulo para la ardua tarea que tales actividades implicaron y un indudable acicate para futuras empresas relacionadas.

Continuamos persuadidos de que un aprendizaje activo a partir de expertos-modelos combinado con un fructífero autoaprendizaje guiado por personas idóneas en la materia constituyen pilares clave para la edificación progresiva y sin hiatos de un excelente profesional de la salud.

Sumado a lo antedicho, la necesidad de no confundir tales autoaprendizajes sistemáticos con aprendizajes autodidactas, nos ha llevado a mantener la estructura básica inicial. Excediéndola, el diseño posibilita una adecuación modular mediante la extracción o agregado de contenidos que, en el decurso del tiempo, forzará el dinamismo de la Ciencia, en general, y de la Histología y Embriología, en particular.

Mucho agradecemos a la Editorial Corpus la confianza depositada así como los aportes realizados desde sus múltiples secciones para que esta edición apareciera en consonancia con nuestras inquietudes.

A los alumnos que, a través de sus páginas, alcanzaron de manera activa conocimientos funcionales, iniciaron o prosiguieron el proceso de aprender a pensar, valoraron la importancia de la descripción y se autoevaluaron; a los docentes que nos hicieron llegar aportes y a la Editorial, nuestro profundo reconocimiento.

Los Autores

Rosario, Enero de 2007

A LOS ESTUDIANTES Y DOCENTES

El diseño de esta obra responde a necesidades informativas y formativas del estudiante de Medicina y de carreras afines, cualquiera sea la estructura curricular de las mismas y está orientado al trabajo activo individual o grupal de los alumnos.

Las instancias de evaluación que se planifiquen (continuas, periódicas y/o finales; formativas y/o sumativas; coloquios, escritos, práctico microscópico, etc.) deben ser coherentes con los desafíos planteados durante el cursado.

Un formato tradicional del currículo demandará que el entrenamiento diagnóstico y las adquisiciones exigibles se realicen en complejidad creciente según correlaciones verticales y horizontales. Por el contrario, un diseño innovado puede llevar a los problemas para derivar de ellos las adquisiciones necesarias.

Cualquiera sea la situación, si el cursante aprovecha las potencialidades formadoras de Histología y Embriología en favor de un estudio independiente que posibilite su educación continua en el grado y en el postgrado, las metas de este emprendimiento habrán sido alcanzadas.

Los Autores

PRÓLOGO

La obra ***"Histología y Embriología: Del diagnóstico histológico y embriológico al diagnóstico clínico"*** es un aporte valioso y original para los estudiantes de medicina, bioquímica y de otras carreras que deben estudiar esta disciplina. Es el fruto de la experiencia de muchas décadas de intenso compromiso con la labor docente y la investigación pedagógica de nuestros respetados colegas, los Profesores D'Ottavio, Bassan, Cesolari y Tellez de la prestigiosa Facultad de Ciencias Médicas de la Universidad Nacional de Rosario. En este texto, los autores han plasmado un enfoque novedoso que surge de un interés muy temprano pues ellos fueron pioneros en algunos aspectos de la enseñanza de la Histología y Embriología en la Argentina. Desde la década del 70 demostraron que no sólo se interesaban en el "qué" sino que publicaron aportes enriquecedores enfatizando también en el "cómo" para el abordaje de la enseñanza de la morfología microscópica y de la embriología del ser humano, distribuyendo los contenidos en grandes unidades temáticas que denominaron Asociaciones Tisulares según ejes morfo-funcionales. El texto es congruente con esa concepción y también con los estándares actuales a alcanzarse en las carreras de medicina del país, que apuntan a lograr una eficaz integración horizontal y vertical con las otras áreas del currículo.

En este libro se orienta al alumno hacia el estudio ameno, integrado y armónico en niveles de complejidad creciente. Sea en forma individual como grupal ellos verán facilitada la adquisición de los conocimientos así como el desarrollo de sus destrezas y habilidades. El abordaje que los autores efectúan desde el diagnóstico diferencial de las formas y de las estructuras es novedoso, ya que capacita al alumno no sólo para su formación en la histopatología sino también para arribar al diagnóstico en su sentido más amplio. En efecto, el énfasis en la importancia del protocolo minucioso, en la recolección sistemática de los datos y en el arribo a un diagnóstico presuntivo son excelentes ejercicios prácticos que preparan al futuro médico para las correspondientes actividades de la práctica. Esto queda adecuadamente resumido en las palabras de sus autores: "el preparado histológico, como el paciente, pasa a ser un problema a resolver; el protocolo, un equivalente de la historia clínica y el diagnóstico histológico, uno del diagnóstico clínico".

El lenguaje, el vocabulario y el empleo de los glosarios pertinentes merecen una mención aparte. Es muy saludable que junto con los contenidos específicos de la asignatura exista una intencionalidad de exponerlos en un castellano muy cuidado como el que distingue a la obra. Ciertamente, ello debe ser acompañado por una respuesta coherente por parte de los alumnos, a fin de rescatar, mantener y acrecentar su riqueza lingüística, la interpretación del texto y la apreciación de la sintaxis idiomática. Estos son aspectos que han perdido terreno de un modo alarmante y que resulta evidente cuando se escucha una exposición verbal o se lee una redacción realizada por un colega médico, más preocupante aún cuanto se trata de un joven profesional.

Por todo lo expuesto, auguramos el mejor de los caminos a transitar para este texto, muchos de cuyos protocolos, se inician con una situación real, para luego –paso a paso–, conducir hacia el diagnóstico diferencial. Este proceso, que hoy denominamos "aprendizaje basado en problemas", rescata estrategias similares a las que emplearon los buenos maestros de la medicina para motivar y estimular el sentido común, la observación, el juicio crítico y el altruismo en sus estudiantes.

Aldo Renato Eynard
Profesor Titular de Biología Celular, Histología y Embriología
Facultad de Ciencias Médicas
Universidad Nacional de Córdoba

• • •

Esta obra llena vacíos existentes en el material de estudio actual, agregando una pieza faltante que permite su relación con todos y cada uno de los textos de Citología, Histología y Embriología.

En concordancia con propuestas innovadoras que sus autores publicaran oportunamente, el texto que nos ocupa representa un desafío original para los estudiantes y docentes de distintas carreras del área Salud. Se trata de una obra utilizable en distintos formatos curriculares de Medicina y resulta congruente con los conocimientos de Citología, Histología y Embriología necesarios para un médico generalista. Asimismo, resulta aplicable en otras carreras del área Salud en las que estén presentes estas unidades temáticas. Lo es porque permite el aprendizaje activo individual o grupal de los contenidos, pautándolos y proveyendo los respectivos grados de complejidad a lograr, mediante guías de autoaprendizaje y autoevaluación; enfoca dichos contenidos desde lo informativo para su inmediata utilidad y desde lo formativo en favor de la educación continua; entrena en las fases iniciales de las capacidades diagnósticas a través de los protocolos de observación microscópica y hace funcional al conocimiento posibilitando su aplicación al aprendizaje basado en problemas.

En síntesis, considero a este texto de suma utilidad para alumnos y docentes.

José Hib
Profesor Titular de Biología Celular, Histología y Embriología.
Facultad de Medicina. Universidad Abierta Interamericana.
Profesor Adjunto de Biología Celular, Histología, Embriología y Genética
Facultad de Medicina, Universidad de Buenos Aires

ÍNDICE

PROTOCOLOS DIAGNÓSTICOS

GUÍAS DE AUTOAPRENDIZAJE Y AUTOEVALUACIÓN

Microscopio y célula

Las asociaciones celulares

Las asociaciones tisulares

Embriología

PROBLEMAS DE HISTOLOGÍA Y EMBRIOLOGÍA

PROTOCOLOS DIAGNÓSTICOS

Microscopio y Células

Las Asociaciones Celulares

Las Asociaciones Tisulares

PROTOCOLOS PARA DIAGNÓSTICO MICROSCÓPICO

EL PREPARADO HISTOLÓGICO = EL PROBLEMA

El preparado histológico debe interpretarse como un ente emisor de datos o signos histológicos que, mediante el microscopio óptico, son captados por un observador. Este último se comporta, entonces, como un recolector y procesador de tales signos, puede realizar razonamientos inductivos, deductivos y/o analógicos y emitir juicios, concluyendo de manera fundada tanto acerca de la índole cierta de lo visualizado (diagnóstico de certeza) como realizar inferencias funcionales a partir de la estructura.

Resulta necesario, por lo tanto, que la recolección de signos sea la consecuencia de una prolija revisión del preparado y que se efectúe de la forma más completa y sistemática posible, con el propósito de no obviar elementos capitales para el aludido diagnóstico. De allí, que convenga volcar los datos obtenidos del modo antedicho, en un protocolo.

El protocolo (del griego, primera hoja plegada) es un conjunto de notas originales, ordenadas de manera secuencial, relativas a un experimento o un caso clínico, entre otros. Completarlo activa y organizadamente es una etapa clave para el diagnóstico. Así, desde la Histología, se darán, en forma programada, los pasos iniciales para la recolección y procesamiento de datos que alcanzarán momentos salientes del acto médico en la confección de la historia clínica (también un protocolo) y en el diagnóstico clínico.

En consecuencia y desde nuestro enfoque, la práctica histológica constituye un elemento formativo de habilidades que hacen al futuro médico, permitiendo desde el inicio de la carrera el desarrollo de aptitudes como la observación,la recolección de datos, la interpretación, la descripción, el planteo de hipótesis, la enumeración de diagnósticos diferenciales y la formulación del diagnóstico de certeza, llevando el diagnóstico histológico a la categoría de prólogo del diagnóstico médico.

En síntesis, el preparado histológico, como el paciente, pasa a ser un problema a resolver; el protocolo, un equivalente de la historia clínica y el diagnóstico histológico, uno del diagnóstico clínico.

PROTOCOLO DIAGNÓSTICO Nº 1

El microscopio

Para trabajar en el teórico-práctico, individual y/o grupalmente con microscopio óptico (MO), preparación y textos de apoyo.

1. Identifique los componentes mecánicos y ópticos del microscopio fotónico.

2. Realice una lista de cada uno de ellos a medida que los identifica.

3. Manipule los componentes móviles y observe los resultados que obtiene.

4. Individualice en la montura del objetivo: los dos números de mayor tamaño tallados en ella y separados por una barra, que representan
   a) ____________________________ el primero, y
   b) ____________________________ el segundo

5. Coloque la preparación sobre la platina:

a) Enfóquela con el menor aumento disponible y verifique (compruebe) qué ocurre con la iluminación del campo microscópico.
   - cuando asciende y desciende la subplatina y el aparato de iluminación que ésta sostiene.
   - cuando abre y cierra el diafragma iris

b) Enfóquela con el mayor aumento disponible y verifique (compruebe) qué sucede con la iluminación del campo microscópico cuando repite las acciones anteriores.

6. Compruebe ahora, de acuerdo a la experiencia efectuada, si el siguiente juicio es correcto o no: "Al trabajar con mayor aumento, la subplatina debe estar lo más cercana posible a la preparación para lograr una buena iluminación de la misma."

7. Complete lo que sigue:
   El____________________________ posibilitó un mayor campo microscópico.
   El____________________________ proveyó mayor aumento de la imagen.

8. El aumento total de la imagen fue 450 veces su tamaño real, cuando se empleó el objetivo de____________________, siendo el ocular de 10 aumentos.

9. Por último, en la preparación observada:
   a. Señale el portaobjetos.
   b. Detecte si tiene o no cubreobjetos.

c. Establezca si corresponde a un método de examen in vivo o postmortem y fundamente su respuesta.
d. Concluya si se trata de un extendido, un frotis o un corte histológico, fundamentando la respuesta.

PROTOCOLO DIAGNÓSTICO Nº 2

Las células aisladas

Para trabajar en el teórico-práctico, individual y/o grupalmente con MO, preparación y textos de apoyo.

1. Enfoque la preparación a menor aumento

2. Establezca si se trata de extendido, frotis, impronta o corte histológico

3. Ubique una de las células en el centro del campo microscópico y enfóquela a mayor aumento:
   a. Identifique citoplasma y núcleo
   b. Describa: Forma, tamaño, citoplasma (acidófilo, basófilo, homogéneo, heterogéneo), núcleo (forma, tamaño en relación con citoplasma, posición).
   c. Marque + o - según las visualice o no, en su microscopio y con hematoxilina eosina (H-E):
      - Glucocáliz ____________________
      - Mitocondrias __________________
      - Membrana plasmática ___________
      - Complejo de Golgi _____________
      - RE __________________________
      - Lisosomas ____________________
   d. De acuerdo con la coloración citoplasmática, ¿puede usted suponer con fundamento (hipotetizar) si hay abundante síntesis proteica?

PROTOCOLO DIAGNÓSTICO Nº 3

Las células

Para trabajar en el teórico-práctico, individual y/o grupalmente con MO, preparación y textos de apoyo

1. Enfoque la preparación a menor aumento, establezca si se trata de extendido, frotis, impronta o corte histológico, señalando si las células se hallan libres o asociadas formando un tejido.

2. Ubique una de tales células en el centro del campo microscópico y enfóquela a mayor aumento:
   a) Indique citoplasma y núcleo
   b) Describa: forma, tamaño, citoplasma (basófilo-acidófilo; homogéneo-heterogéneo), núcleo (forma, tamaño, posición, nucléolo/s, cromatina), detección del límite núcleo-citoplasmático.

3. Correlacione:
   a) Forma celular con forma nuclear
   b) Tamaño celular con tamaño nuclear
   c) Características citoplásmico-nucleares con magnitud de la síntesis proteica llevada a cabo por la célula.

4. Ubique una de ellas en el centro del campo microscópico y enfóquela a mayor aumento:
   a) Indique citoplasma y núcleo
   b) Señale el límite núcleo-citoplasmático
   c) Recolecte la mayor cantidad de datos sobre núcleo, capaz de permitirle una apropiada descripción del mismo.

5. En base a datos recogidos, diagnostique si se trata de un núcleo interfásico o fásico. Si se pueden precisar subperíodos (G1, S, G2) en caso de tratarse de una interfase. Por el contrario, de hallarse en división, establezca en qué fase se encuentra:

EN TODOS LOS CASOS FUNDAMENTE LA RESPUESTA

PROTOCOLO DIAGNÓSTICO Nº 4

Las asociaciones celulares

Tejido epitelial I

Para trabajar en el teórico-práctico, individual y/o grupalmente con MO, preparación y textos de apoyo

1. Enfoque la preparación a menor aumento y recórrala sistemáticamente en su totalidad

2. Establezca si se trata de células dispersas o estructuradas en un bloque definido.

3. De acuerdo con lo hallado en el ítem 2 y siempre a menor aumento, identifique si existen zonas que se diferencien tanto en su aspecto morfológico como tintorial (coloración).

4. Iniciando una observación más detallada a partir del borde más regular de la preparación, individualice una banda homogénea, compacta, multicelular (multinucleada) y extendida linealmente o cerrada sobre sí misma limitando una luz (espacio ópticamente vacío).

5. Ubique la misma y determine con el aumento necesario:
   a) si son células íntimamente asociadas, sin sustancia intercelular
   b) si se trata de células separadas por abundante sustancia intercelular (coloreada de rosado, verde o azul).
   c) el número de capas celulares (tomando en cuenta los límites intercelulares y/o la disposición de los núcleos).

   Si tiene más de una capa:

- Evalúe si las células superficiales (lindantes con la luz) son más grandes que las profundas (vecinas a otros tejidos) o si ocurre lo inverso (para ello considere los límites intercelulares y/o la forma y tamaño de los núcleos).
- Cite la forma bidimensional que adoptan las células de la capa más superficial.

  Si tiene una capa:

- Establezca la forma bidimensional y tridimensional de las células (considerando directamente a las mismas o de modo indirecto, la forma de sus núcleos).
  En ambos casos:
  - Analice el borde superficial (apical) de la banda y precise si se detectan:
    - quinetocillas (cilias móviles o vibrátiles)

- estereocilias (cilias fijas o inmóviles)
- condensación ectoplasmática
- chapa estriada
- ribete en cepillo
- queratina

6. Por último, y con los aumentos disponibles, investigue la presencia o ausencia de membrana basal, fundamentando la respuesta.

7. Habiendo efectuado la observación global y analítica de la preparación y recolectado los datos (signos histológicos), efectúe la síntesis diagnóstica (procesamiento de datos) que se solicita: de acuerdo a (2), si es frotis, extendido, impronta o corte histológico y considerando (5b), si la coloración es bi o tricrómica y de qué tejido se trata:
   Según (5c), diagnostique variedad morfológica del tejido individualizado y puntualice las especializaciones del borde libre (apical ó superficial) que pudo eventualmente identificar.

8. Suponga (hipotetice, conjeture), a partir del diagnóstico morfológico realizado, la posible función del tejido analizado:
   El diseño detallado persigue que usted siga un camino paso a paso (secuencial, algorítmico) que le permita:
   a) Recolectar sistemáticamente los signos histológicos (datos).
   b) Iniciarse en la descripción (bajo guía).
   c) Procesar los datos en una síntesis diagnóstica (presuntiva, diferencial y de certeza).
   d) Relacionar estructura-función.
   e) Entrenarse en una forma inicial de protocolo (como los usados con posterioridad en histo-organografía).

PROTOCOLO DIAGNÓSTICO Nº 5

Las asociaciones celulares

Tejido epitelial II

Para trabajar en el teórico-práctico, individual y/o grupalmente con MO, preparación y textos de apoyo

1. Repita los pasos 1 a 3 del Protocolo Diagnóstico Nº 4

2. Con los aumentos disponibles, identifique tejido epitelial (células yuxtapuestas adosadas) y determine si éste se localiza revistiendo una superficie libre o si se halla en profundidad:

a) Si se localiza en una superficie libre establezca si posee:
   - Capa única: forma de la misma y especializaciones del borde libre
   - Varias capas:
     - relación de tamaño entre capa superficial y profunda,
     - forma de la capa más superficial,
     - posibles especializaciones del borde apical.
   - Disposición lineal: (con o sin invaginaciones y evaginaciones)
   - Presencia de células intercaladas en el epitelio (distintas a las de éste)
   - Determinadas características celulares (citoplasma basófilo o acidófilo, forma y localización nuclear)

b) Si se localiza en profundidad, establezca si posee:
   - Relación directa o indirecta (conducto), con una superficie libre o ausencia de esta comunicación
   - Células secretoras dispuestas alrededor de una cavidad (luz) central o en cordones paralelos o anastomosados entre sí
   - Relación entre el tamaño de las células secretoras y la luz central y del conducto, si existiese
   - Abundantes capilares sanguíneos alrededor de las unidades secretorias o entre las células
   - Ciertas características celulares (citoplasma basófilo o acidófilo, forma y localización del núcleo)

3. En base a los datos analizados y recolectados, diagnostique:
   - tipo de preparación: (frotis, extendido, impronta, corte histológico)
   - tipo de coloración: (bicrómica, tricrómica y/o específica)
   - tipo de epitelio:
     a) localizado en superficie libre (revestimiento)

- simple (variedades)
- pseudoestratificado
- estratificado (variedades)

b) localizado en profundidad (secretor o glandular)
- exócrino
  - » adenómero: tubulosas
  - » acinosas (serosos-mucosos-mixtos)
  - » alveolares
  - » globulosas
  - » conducto excretor: simple o ramificado
- endócrino
  - » vesiculares o foliculares
  - » cordonales o reticulares

Protocolo Diagnóstico Nº 6

Tejido conjuntivo

Para trabajar en el teórico-práctico, individual y/o grupalmente con MO, preparación y textos de apoyo.

1. Coloque correctamente la preparación en la platina, enfóquela e ilumínela de manera adecuada a menos aumento. Recórrala sistemáticamente en su totalidad.

2. Establezca:

a) Si se trata de células dispersas o estructuradas en un bloque definido
b) La existencia de zonas que se diferencian en su morfología y/o coloración
c) Iniciando una observación más detallada:
   - la presencia de tejido epitelial y sus características particulares
   - la presencia de células (o núcleos) separados por abundante sustancia intercelular con fibras (coloreadas de rosa, verde o azul) y vasos sanguíneos

3. Ratifique y rectifique, a mayor aumento, los signos antes apuntados. Analice características visibles de las fibras o de las células individualizadas.

4. Habiendo efectuado la observación global y analítica de la preparación y recolectado los datos (signos histológicos), realice la síntesis diagnóstica (procesamiento de datos) que se solicita, fundamentando la respuesta de acuerdo a:
   - Si es frotis, extendido o corte histológico
   - La variedad de tejido epitelial, el tipo de coloración (bi o tricrómica), el tejido (y su variedad) vecino al epitelial
   - Las fibras visualizadas y las células identificadas

5. Suponga, hipotetice o conjeture, a partir del diagnóstico morfológico realizado, la posible función de los tejidos caracterizados. Recuerde que el diseño detallado persigue que usted siga un camino paso a paso (secuencial, algorítmico), que le permita:
   a) recolectar sistemáticamente los signos histológicos
   b) iniciarse en las descripciones bajo guía
   c) procesar los datos en una síntesis diagnóstica morfológica (presuntiva, diferencial y de certeza)
   d) relacionar estructura-función
   e) entrenarse en una forma inicial de protocolo, como los usados con posterioridad en histo-organografía

PROTOCOLO DIAGNÓSTICO Nº 7

Tejido cartilaginoso

Para trabajar en el teórico-práctico, individual y/o grupalmente con MO, preparación y textos de apoyo

1. Repita los ítems 1 y 2 del Protocolo Nº 6

2. A menor aumento y siguiendo la observación detallada:
   a) establezca la presencia de tejido epitelial y sus características particulares.
   b) precise la existencia de tejido conectivo y sus características particulares.
   c) identifique una placa, inmersa en el tejido conectivo y de color turquesa, en la que se distinguen cavidades de distinto tamaño.
      - precise la ubicación de las cavidades más grandes y circulares y de las más pequeñas, elipsoides, con el eje mayor paralelo a la placa.
      - visualice el tipo de fibra conectiva que enmarca la placa.

3. Detecte a mayor aumento:
   - presencia de fibras en la sustancia entre las cavidades.
   - refuerzo del color turquesa en determinados sectores.
   - existencia de células en el interior de las cavidades.
   - disposición (aislada o en grupos) de las cavidades y aspecto de los grupos, si existieran.
4. Realice a partir de los signos detectados una síntesis diagnóstica fundamentada:
   - Método de examen microscópico.
   - Tipo de coloración (común y/o específica).
   - Variedades de tejido epitelial y conectivo visualizadas.
   - Tejido constituyente de la placa y variedad del mismo.
   - Designación de los elementos celulares e intercelulares ubicados tanto en la periferia como en el centro de placa.

5. Suponga (hipotetice, conjeture), según el diagnóstico morfológico efectuado, la posible función de los tejidos caracterizados.

PROTOCOLO DIAGNÓSTICO Nº 8

Tejido óseo

Para trabajar en el teórico-práctico, individual y/o grupalmente con MO, preparación y textos de apoyo

1. Coloque, enfoque, ilumine y recorra correctamente la preparación a menor aumento.

2. Establezca:
   - si se trata de células dispersas o estructuradas en un bloque definido
   - la existencia de zonas que se diferencian en su morfología y/o coloración.

3. Iniciando una observación más detallada,
   - observe la presencia de tejido epitelial y sus características particulares
   - localice la existencia de tejido conectivo y sus características particulares, entre ellas, evalúe la coloración de la sustancia intercelular
   - detecte la eventual presencia de tejido cartilaginoso y sus características particulares
   - visualice, en corte transversal, conjuntos de diferentes diámetros, formados por bandas concéntricas y con apariencia de "blanco de tiro". Recoja como datos en uno de esos conjuntos: el círculo de menor diámetro que lo centra; el Nº de bandas concéntricas que posee y la presencia de zonas oscuras alternantes que (a manera de guiones) siguen la circunferencia de cada banda.
   - recorra varios conjuntos cortados transversalmente y trate de identificar la emergencia de otro conducto, perpendicular al conducto central, y que corta de manera ortogonal las bandas concéntricas
   - perciba entre los distintos conjuntos cortados transversalmente, sectores de bandas concéntricas rellenando el espacio que los separa.

4. Ratifique o rectifique, a mayor aumento, los signos antes apuntados. Analice una de las zonas oscuras alternantes que (a modo de guiones) circunvalan cada banda y describa su aspecto, considerando las proyecciones que irradian de ella.

5. Recorra complementariamente la preparación a mayor aumento e identique los conjuntos estudiados en cortes longitudinales.

6. Habiéndose efectuado la observación global y analítica de la preparación y recolectado los datos (signos histológicos), realice la síntesis diagnóstica (procesamiento de datos) que se solicita, fundamentando la respuesta.

- Método de examen microscópico (frotis, extendido, corte histológico u otro)
- Tipo de coloración: razón de su apariencia
- Tejidos observados: epitelial, conjuntivo (y sus variedades)
- Tejido dominante en la preparación y sus variedades
- Designación de todos y cada uno de los elementos detectados que correspondan a este último

7. Hipotetice según el diagnóstico efectuado, la posible función de los tejidos analizados.

Protocolo Diagnóstico Nº 9

Tejido nervioso

Para trabajar en el teórico-práctico, individual y/o grupalmente, con MO, preparación y textos de apoyo.

1. Coloque, enfoque, ilumine y recorra correctamente la preparación a menor aumento.

2. Establezca:
   a. si se trata de células dispersas o estructuradas en un bloque definido
   b. la existencia de zonas que se diferencian por su morfología y/o coloración.
   c. iniciando una observación más detallada:
      - La presencia de tejido epitelial y sus características particulares, entre ellas, evalúe la coloración de la sustancia intercelular.
      - Las eventuales presencias de tejido cartilaginoso y/u óseo y sus características particulares

Alternativa 1:
Observe en una de las plegaduras normales del material en estudio desde la superficie:
- Capa continua: homogénea, fibrilar, con escasos núcleos (color rosado).
- Capa discontinua: grandes células cuyos cuerpos (somas) adoptan formas de pera o gotas en los cortes longitudinales. De ellas pueden emerger en ese corte, prolongaciones hacia las capas vecinas.
- Capa continua: bastante homogénea, plena de núcleos pequeños y muy cromáticos, vecinos entre sí. Esto le otorga aspecto granuloso similar al tejido linfático.
- Vástago o centro de plegamiento: fibrilar, con pocos núcleos, más coloreada que la capa periférica y que se continúa con otras que proviene de los restantes plegamientos.

Alternativa 2:
Visualice cortes transversales y/o longitudinales de estructuras tubulares cuya pared se colorea de negro y cuya porción central aparece no coloreada.

En cortes transversales, se observan vainas circulares oscuras con centros claros (los distintos diámetros de los contenidos del cilindro).

En cortes longitudinales, a su vez, los tubos revelan dos líneas paralelas oscuras con una central clara separadas de otras semejantes.

Pueden verse interrupciones completas, transversales de los cilindros (algunas poseen aspectos de dos puños enfrentados separados por un espacio). También pueden distinguirse finas interrupciones oblicuas en una o en ambas líneas oscuras (lucen como golpe de hacha diagonal o patas de insectos, respectivamente).

Alternativa 3:
Observe cortes longitudinales de estructuras cortas, elongadas, con aspecto de madeja fibrilar, ondulante y nucleado. Sus cortes transversales recuerdan a "ojos de insectos" porque son un conjunto de círculos (cada uno, con un punto central y un espacio ópticamente vacío que separa dicho punto de la línea circular periférica neta).

3. Ratifique o rectifique, a mayor aumento, los signos antes citados. Analice además en:

Alternativa 1:
El citoplasma y el núcleo de las células grandes de la capa discontínua. Descríbalos.

4. Tras su observación global y analítica y la recolección de signos histológicos, diagnostique de modo fundamentado:
   - Método de examen microscópico
   - Tipo de coloración (común y/o específicas)
   - Tejidos observados (epiteliales, de sostén y hemopoyético) y sus variedades
   - Tejido dominante en la preparación y su variedad, asignando los distintos elementos detectados que corresponden al mismo y diferenciando sus variedades, entre sí y con los otros tejidos.

5. Suponga (hipotetice, conjeture), de acuerdo al diagnóstico morfológico efectuado, la posible función de los tejidos caracterizados.

PROTOCOLO DIAGNÓSTICO Nº 10

Tejido muscular

Para trabajar en el teórico-práctico, individual y/o grupalmente, con MO, preparación y textos de apoyo.

1. Coloque, enfoque, ilumine y recorra correctamente la preparación a 100 aumentos.

2. Establezca:
   a. Si se trata de células dispersas o estructuradas en un bloque definido
   b. La existencia de zonas que se diferencian por su morfología y/o coloración
   c. Iniciando una observación más detallada:
      - presencia de tejido epitelial y sus características particulares, entre ellas, evalúe la coloración de la sustancia intercelular.
      - las eventuales de tejido cartilaginosos y/u óseo y sus características particulares.

Alternativa 1:
- Observe cintas rojizas paralelas entre sí, separadas tanto por pequeñas cantidades de tejido coloreado de verde o azul como por espacios ópticamente vacíos. Note que las cintas que atraviesan longitudinalmente el campo microscópico, que no se ramifican, están surcadas en su interior, por líneas longitudinales y parecen cruzadas transversalmente por bandas o rayas alternativas claras y oscuras.
- Localice dentro de las cintas, núcleos de cromatina laxa y con nucléolos (la mayoría en su parte más central)
- Ubique cortes transversales de las cintas e identifique (a) números y posición de los núcleos en cada una; (b) aspecto y coloración de su citoplasma y c) el tejido que las agrupa en haces y rodea a cada una en particular.

Alternativa 2:
- Focalice conjuntos (grupos) celulares muy acidófilos, cortados en distintas direcciones (longitudinal, transversal, oblicua) y situados en el interior del corte, entre otras estructuras.
- Detecte, en cortes longitudinales, la presencia de estriaciones longitudinales y transversales así como el número y posición nuclear.
- Repita lo anterior en cortes transversales.

3. Ratifique o rectifique, a mayor aumento, los signos antes citados. Analice además en:

Alternativa 1:

- Rayas más claras (dentro de las oscuras) y más oscuras, apenas un trayecto vertical de puntos (dentro de las claras).

Para ello se recomienda oscurecer ligeramente el campo microscópico, mediante el manejo de la subplatina, y precisar el enfoque con el tornillo micrométrico.

Alternativa 2:

- De ser posible, la forma de ensamble de las células particulares para conformar el conjunto o grupo tisular visualizado en general.

4. Tras su observación global y analítica y la recolección de signos histológicos establezca de modo fundamentado.
    - Método de examen microscópico
    - Tipo de coloración (común y/o específica).
    - Tejidos observados (epitelial, de sostén, hemopoyéticos) y sus variedades
    - Tejidos estudiados en esta sesión y sus variedades, designando los distintos elementos detectados que correspondan al mismo y diferenciando sus variedades, entre sí y con los otros tejidos.

5. Suponga (hipotetice, conjeture), de acuerdo al diagnóstico morfológico efectuado, la posible función de los tejidos caracterizados.

Protocolo Diagnóstico Nº 11

Tejido linfático

Para trabajar en el teórico-práctico, individual y/o grupalmente, con MO, preparación y texto de apoyo

1. Coloque, enfoque, ilumine y recorra correctamente la preparación a menor aumento.

2. Establezca:
   - si se trata de células dispersas o estructuradas en un bloque definido
   - la existencia de zonas de diferente morfología y/o coloración

3. Iniciando una observación más detallada:
   - detecte la presencia de tejido epitelial y sus características más particulares
   - observe la existencia de tejido conectivo y sus características más particulares; entre ellas, evalúe la coloración de la sustancia intercelular
   - visualice las eventuales presencias de tejidos cartilaginosos y/u óseos y sus características particulares
   - analice la reunión de núcleos pequeños, circulares, densos (muy cromáticos y oscuros), cercanos entre sí y sin citoplasma perceptible entre ellos. El conjunto adopta aspecto granuloso. Perciba si se disponen:
     - formando cordones, regueros alargados de límites bastantes netos.
     - formando acúmulos circulares homogéneos.
     - constituyendo acúmulos circulares con la periferia más coloreada de violeta, oscura y granulosa y una gran parte central, más clara (contraste con la otra).
     - de manera difusa.

4. Ratifique o rectifique, a mayor aumento los signos antes citados. Analice:

En las zonas granulosas oscuras:
- Un núcleo hipercromático.
- Un núcleo más grande, vesiculoso, laxo y con nucléolos.

En las zonas claras:
- Núcleos y citoplasmas (compare con zona anterior).

5. Tras su observación global y analítica y la recolección de los signos histológicos, diagnostique de modo fundamentado:
- Método de examen microscópico.
- Tipo de coloración.
- Tejidos observados (epiteliales, de sostén) y sus variedades.

- Tejido dominante en la preparación y su variedad.
- Designación de los elementos detectados que correspondan a este último.

6. Suponga (hipotetice, conjeture), de acuerdo al diagnóstico morfológico efectuado, la posible función de los tejidos caracterizados.

PROTOCOLO DIAGNÓSTICO Nº 12

Las asociaciones tisulares (órganos)

En este tipo de protocolo Ud. debe poner en práctica las adquisiciones logradas hasta esta etapa. Para su uso correcto lea atentamente las pautas respectivas y el glosario adjunto.

PROTOCOLO DE OBSERVACIÓN MICROSCÓPICA

***Establecer* a menor aumento**
MÉTODO DE EXAMEN MICROSCÓPICO ....
ASPECTO GLOBAL DE LA PREPARACIÓN...
COLORACIÓN..
OBSERVACION ANALÍTICA Y SISTEMÄTICA ....
....
....
....

Establecer a mayor aumento
OBSERVACION ANALÍTICA Y SISTEMÁTICA ....
....
....
....
DETALLES DE LOS DIFERENTES TEJIDOS...
....
....
....

Síntesis diagnóstica de órgano:
Presuntiva: ....
Diferencial: ....
De certeza: ....

Sistematización, Descripción y Diagnóstico de Asociaciones Tisulares (Órganos) al Microscopio Óptico

OBSERVACION GLOBAL Y ANALÍTICA

(Recolección sistematizada de datos y armado de plantilla descriptiva)

1. Coloque, enfoque e ilumine correctamente la preparación a menor aumento.

Recórrala total y sistemáticamente, estableciendo:

a) Si se trata de células dispersas o estructuradas en un bloque compacto.
b) El aspecto global de la preparación (homogénea, celular, en lobulillos, en capas concéntricas, cavitado, tubular, etc.).
c) Coloración de la sustancia intercelular conectiva (azul-verde-rojiza) y presencia de color perteneciente a tinción específica.
d) Si, en algún borde de la preparación, se detecta cubierta:
   - Cubierta epitelial de variedad_____________que forma o no accidentes detectables (papilas, vellosidades, fositas, glándulas, criptas).
   - Conectivo de variedad_________________que constituye cápsula.
e) Si, yendo desde la periferia al interior, se registran:
   - láminas (túnicas o capas)
   - trabéculas
   - tabiques
   - lobulillos
   - formaciones cavitadas:
     - acinos
     - alvéolos
     - tubos o túbulos
     - folículos o vesículas
     - vasos (sanguíneos, linfáticos)

   - formaciones compactas:
     - cordones
     - corpúsculos
     - nódulos
     - folículos
     - islotes celulares
     - tecas
     - nervios
f) Si se individualizan células características, auxiliares diagnósticas, en las estructuras anteriores. En tal caso, descríbalas.

2. Ratifique o rectifique, a mayor aumento, los detalles antes apuntados (ampliándolos de resultar necesarios)

Se destaca que el orden de empleo depende del órgano de estudio. Asimismo, y cuando corresponda, agregue datos complementarios a las estructuras registradas (localización, tejido/s participante/s, denominación general)

SÍNTESIS DIAGNÓSTICA

(procesamiento de datos)

De acuerdo a:

1a., diagnóstico fundamentado de método de examen histológico
1c., diagnóstico fundamentado de técnica/s de coloración

1b/d/e., diagnóstico fundamentado de tipo de órgano (hueco-macizo) y de plano de sección (**de ser posible**).
1 y 2, diagnóstico fundamentado presuntivo de órgano/s. Diagnóstico diferencial. Diagnóstico de certeza y denominación específica de los signos histológicos claves detectados.
Inferencia funcional a partir de la/s estructura/s visualizada/s

a) Para su uso repetido, se sugiere:
Fotocopiar la plantilla base propuesta, según necesidad.

b) Para su compleción, se recomienda tener en cuenta:

1. Para la observación global y analítica:
   a) La experiencia previa adquirida durante el abordaje de los tejidos
   b) El glosario adjunto, con la caracterización de varios conceptos histológicos de uso corriente
   c) El conocimiento teórico imprescindible de apoyo
   d) Textos, atlas y asesoramiento docente
   e) Saber reconocer artefactos de preparación, que actúan como distractores diagnósticos (pliegues-muescas o melladuras-retracciones-sub y sobrecoloraciones, presencia de gotas de agua, aire y cristales de bálsamo de Canadá, etc.)
   f) Valorar que el menor aumento, por más panorámico y contextual, favorece el diagnóstico presuntivo en tanto el mayor aumento, por más focalizado y detallado, con los diagnósticos diferencial y de certeza.

2. Para la síntesis diagnóstica, tener en cuenta los juicios que se detallan a continuación:
   a) Tipo de preparación. Frotis o extendido: por presencia de células dispersas (de modo heterogéneo u homogéneo, respectivamente). Corte histológico: por estructuración de células y tejidos en bloque compacto
   b) Tipo de coloración. Bicrómica: (H-E) por el color rojizo de la sustancia intercelular conectiva a causa de la eosina. Tricrómica: por el color verde o azul de la referida sustancia intercelular a causa del verde luz o del azul de anilina, respectivamente. Otro colorante específico: por el color ________ ________ localizado en ________________________.
   c) Órgano: hueco o macizo (incluye plano de sección probable). Hueco (en corte longitudinal o parte de un corte transversal) por presencia de epitelio en borde, disposición en capa doble o múltiple, lineales, presencia de criptas, vellosidades, etc. Macizo (en cualquier corte): presencia de cápsulas, tabique o trabéculas, corteza, médula, existencia de lobulillos, determinadas estructuras cavitarias y compactas interiores.
      - Como asociación tisular: por tejidos, variedades, dependencias (localización y forma de combinación).
      - Como entidad funcional: por la presencia de determinadas estructuras (tejidos, células)

GLOSARIO

Acino (grano de uva): Unidad secretoria (adenómero) esférica (en tridimensión) y circular (en bidimensión). Tiene luz pequeña, está revestida por epitelio simple. Quedan excluidos de esta definición los acinos pulmonares y hepáticos de Rappaport.

Alvéolo (pequeño saco hueco): Estructuras saculares de luz amplia y revestida por epitelio simple. El epitelio puede ser exclusivamente secretor y la secreción almacenarse en la luz alveolar (ej. mama en lactancia, glándulas sudoríparas apócrinas) o ser intercambiador gaseoso y secretor y alojar aire en la cavidad (alvéolo pulmonar). Para algunos autores, acinos y alvéolos son sinónimos en lo que atañe a secreción (A. W. Ham)

Apical (vértice): localizado en la vecindad de un borde luminal o libre.

Basal (base): Ubicado en la proximidad de la base. Lugar opuesto al ápice, vértice.

Cápsula (cajita): Envoltura fibrosa que rodea parcial o totalmente un órgano.

Cordones (cuerdas): Estructura cilindroide (en tridimensión) que aparece, en bidimensión, con aspecto acintado. A veces, en tres dimensiones, corresponde a láminas anastomosadas. Hay cordones epiteliales (como en ciertas glándulas endocrinas) o linfáticos (ganglio linfático, bazo). Además, el cordón puede constituir un órgano por sí (ej.: cordón espermático).

Corpúsculos (cuerpo pequeño): Masa esferoide pequeña que aparece en el corte, de forma aproximadamente circular. Ej.: corpúsculo renal, corpúsculos tímicos, corpúsculos nerviosos de distinto tipo (gustativo, Krause, Ruffini, Vater-Paccini, etc.).

Corteza: Parte superficial o periférica de un órgano (riñón, ovario, suprarrenal) o de una parte de él (corteza de lobulillo tímico).

Criptas: Invaginaciones epiteliales (Ej.: gástrica, intestinal, amigdalina).

Estroma (lecho, tapiz): Trama de sostén de un órgano. Ej.: estroma mamario, estroma ovárico, estroma prostático, estroma hepático, etc. Actualmente, tiene significado más dinámico que estático.

Folículo (saco pequeño): Masa piriforme o esférica de tamaño variable aunque pequeña, circunscripta, definida, compacta o hueca. Ej.: piloso, tiroideo, linfático, ovárico.

Glomérulo (globito): Masa u ovillo de formaciones microanatómicas. Puede corresponder a capilares sanguíneos (riñón), formaciones nerviosas (cerebeloso) y aún, epitelios secretores (adenómeros sudoríparos)

Islote: Grupo celular aislado en el interior de un órgano y que conforma un área aproximadamente circular al corte. Ej.: islote pancreático.

Lámina: Plancha de células o conjunto celular aplanado epitelial (lámina hepatocítica); conjuntiva (corion, submucosa, adventicia); mixta (mucosa, serosa); muscular (muscular de la mucosa, muscular externa digestiva); etc.. Se lo sinonimiza con capa o túnica.

Lobulillo: Áreas histológicas bastante homogéneas, separadas habitualmente por tabiques y que contienen, casi siempre, un tejido predominante. Los hay bien delimitados como el tímico, salival, pancreático, testicular, los hay indistinguibles con precisión al MO como el pulmonar y el renal y existen aquéllos como el hepático, mejor o peor definidos según la especie.

Luz: Es lo más interno (cavidad) de un órgano hueco, vaso o conducto.

Médula: Parte central de un órgano (riñón, suprarrenal, ovario) o de una aparte de él (medular del lobulillo tímico).

Membrana Basal: Lámina que separa epitelio de conectivo subyacente. Puede detectarse con colorantes comunes sólo de manera excepcional, si es muy gruesa. Usualmente requiere coloraciones específicas (PAS, sales de plata).

Mucosa: Lámina, capa o túnica epitelial-conectiva que reviste cavidades internas y es generalmente húmeda.

Nervios: Órganos del SNP que reúnen tejido nervioso con conectivo (envolturas).

Nódulos (nuditos): Estructura esferoidal, maciza, bien circunscripta. Ej.: nódulos del sistema cardionector, nódulos de Ranvier.

Papilas: Elevación (saliente) pequeña de forma variable, puede ser epitelial pura, o epitelial conectiva, (papila dérmica [piel], papilas linguales, papilas prostáticas-verdaderas y falsas).

Parénquima (entre el jugo, sustancia visceral): Parte esencial, específica, funcional de un órgano).

Plexo: Red o entrecruzamientos intricados especialmente de vasos o nervios.

Tabique (pared delgada): Dependencia fibrosa de la cápsula que separa generalmente en lobulillos, de modo incompleto (salivales) o completos (páncreas), el interior de un órgano.

Teca (capa): Cubierta célulo-fibrosa vascular del folículo ovárico

Trabécula (viga pequeña): Dependencia fibrosa de la cápsula que, por su diseño tridimensional semejante a estalactita o estalagmita, aparece fragmentada en el interior de un órgano (al que divide muy parcialmente).

Túbulo (tubo pequeño): Estructura anillada al corte transversal, revestida por epitelio que apoya en conectivo y aún, en músculo. Puede corresponder a vasos, túbulos secretores, conductos excretores, vías aéreas, vías digestivas, vías urinarias, etc. Su diagnóstico se hace fundamentalmente por el tipo de epitelio que reviste su luz.

Válvula (puerta batiente): Pliegue epitelial conectivo en interior de vaso o conducto que unidireccionaliza el flujo líquido (Ej.: cardíacas, venosas).

Vasos: (ver túbulos).

Vellosidades: Evaginaciones epiteliales conectivas blandas, flexibles (Ej.: aracnoides, intestinales, coriónicas).

Vesícula (vejiguilla): Saco hueco con líquido revestido por epitelio.

Muchos de estos conceptos se mencionan asociados: corteza-médula; apical-basal; parénquima-estroma; cápsula-tabique o trabécula, etc.).

Guías de autoaprendizaje y autoevaluación

Se sugiere la conveniencia de indagar, de aquí en más, las etimologías de los conceptos vertidos en virtud de su potencialidad orientadora, favorecedora de la evocación y facilitadora para la aprehensión de nuevos conceptos.

Asimismo, lea una vez en el texto base todo el tema; reléalo, párrafo por párrafo, entendiéndolo y tras destacar las ideas fundamentales, haga una síntesis. Use la siguiente guía para autoaprendizaje y autoevaluación, según el verbo directriz.

MICROSCOPIO Y CÉLULA

Guía Nº 1
Medios y métodos de examen microscópico

Para trabajar con el auxilio de texto/s de apoyo
(dentro y/o fuera del teórico práctico: individual y/o grupalmente).

- Lea una vez todo el tema en el texto base.
- Reléalo entendiéndolo párrafo por párrafo y destaque las ideas principales (definiciones, caracterizaciones, etc.) anotándolas en hojas aparte o subrayándolas.
- Extraiga las dudas (nuevos términos, ideas confusas, etc.) y resuélvalas del modo más activo posible con material impreso (textos complementarios, diccionarios diversos, etc.) y finalmente con asesoramiento docente.
- Haga una síntesis escrita (con esquemas sencillos, cuadros sinópticos o gráficos claros, etc.) que facilite tanto un rápido repaso cuanto al agregado de nuevos datos.
- Al respecto es recomendable el empleo de páginas separables capaces de ser confrontadas oportunamente con otras para la conveniente interrelación temática.
- Use la guía desarrollada a continuación para aprender nuevos datos, reaprender lo dudoso o equivocado, reforzar los adquiridos correctamente, entrenarse (en forma y fondo) para las evaluaciones escritas y autoevaluarse durante el aprendizaje y el repaso pre-examen.

1. Complete en forma resumida, las funciones de los componentes mecánicos y ópticos de los microscopios de luz (fotónico), reseñados durante el teórico práctico de adquisición.

2. (V - F) El microscopio es un sistema óptico centrado, porque sus lentes se hallan dispuestas a lo largo del eje óptico.

3. La lente, denominada _______________ , determina el poder y límite de resolución del MO. A su vez, la lente, designada ___________________ se comporta como lupa.

4. El poder de resolución es:
   a) directamente proporcional a la apertura numérica
   b) directamente proporcional al límite de resolución
   c) inversamente proporcional a la apertura numérica
   d) directamente proporcional a la longitud de onda

5. Un objetivo 45x/ 0.60 significa:
   a) ________________________ (veces aumenta lo observado)

b) ______________________ (seco o húmedo)

6. (V - F) Es suficiente trabajar con mayor aumento para aumentar la discriminación en la imagen

7. (V - F) Para aumentar la luminosidad del campo microscópico hay que pasar de menor a mayor aumento

8. Un aumento final de 100 veces el tamaño real de lo observado se logra con:
   a) ocular 6x, objetivo 10x
   b) ocular 10x, objetivo 45x
   c) ocular 10x, objetivo 10x
   d) ocular 6x, objetivo 45x

9. Haga un cuadro sinóptico con las variedades de microscopios fotónicos, colocando fundamentos y aplicaciones de los mismos.

10. Correlacione, colocando en la columna de la izquierda la letra correspondiente de la columna de la derecha:

( ) La luz que accede a la preparación vibra en un solo plano del espacio	A. Microscopio de luz (común, óptico, de campo claro)
( ) Evalúa la cantidad de colorante unido a las estructuras de la preparación	B. Microscopio de Fluorescencia
( ) Emplea luz invisible y que exige uso de placa fotográfica para su captación	C. Microscopio electrónico de transmisión (MET)
( ) Usa luz invisible que se torna visible al atravesar la preparación	D. Microscopio electrónico de barrido (MEB)
( ) Permite visualizar elementos ultraestructurales en tridimensión	E. Microscopio de luz ultravioleta (UV)
	F. Microscopio de contraste de fases
	G. Microscopio de interferencia
	H. Microscopio de campo oscuro (ultramicroscopio)
	I. Microscopio de polarización
	J. Microscopio de barrido confocal

11. Complete la tabla comparativa de doble entrada:

	MO	MET
Fuente de energía		
Uso de vacío (si/no)		
Lentes usadas		
Elemento receptor de la imagen		
Portaobjetos usados		
Células (vivas-muertas)		
Imagen (blanco-negro-color)		
Aumento total		
Límite de resolución		

12. Explique por qué el MET usa alto voltaje de trabajo.

13. Anote, en nanómetros, los límites de resolución del:
    - Ojo humano _____ nm
    - MO _______ nm
    - MET _______ nm

14. Transforme cada uno de los valores anteriores a micrómetros y milímetros.

15. Confeccione un cuadro sinóptico de los métodos de examen microscópicos.

16. Para preparar 250 cc. de formol al 10% se mezclan _______________ cc. de formol "puro" comercial (formol al 40%) con __________________ de agua destilada.

17. (V - F) El frío es un efectivo fijador.

18. Mencione los componentes de la mezcla fijadora conocida como líquido de Bouin.

19. Señale las condiciones para una efectiva remisión del material extraído, al anátomo patólogo.

20. Esquematice en forma secuencial (paso a paso y separadas por flechas) las distintas etapas de una biopsia convencional (desde la extracción del espécimen hasta su visualización al MO).

21. Compare la biopsia convencional con:
    a) la biopsia intraoperatoria
    b) el procesamiento para el MET

22. Correlacione:

( )	Sustancia empleada para adherir el corte al portaobjetos	A. Aceite de cedro
( )	Sustancia utilizada con objetivos húmedos (de inmersión)	B. Bálsamo de Canadá
( )	Sustancia química aclarante.	C. Formol
( )	Agente químico deshidratante (colocada en primer término en la secuencia respectiva o usada exclusivamente a tales efectos)	D. Albúmina de Mayer
( )	Agente químico, sólido a temperatura ambiente y líquido a 60 °C	E. Alcohol
		F. Xilol
		G. Parafina
		H. Ácido pícrico
		I. Acetona

23. Explique la razón del espesor delgado y homogéneo del corte para su uso en microscopía.

....

....

....

....

24. La coloración bicrómica (hematoxilina-eosina) está integrada por colorantes ácidos y básicos que tiñen los componentes correspondientes de la célula. Complete:

Eosina: colorante de tipo_________________ que tiñe de color_____________ los componentes __________________ celulares.
Hematoxilina: colorante de tipo_______________que tiñe de color__________ los componentes _________________celulares.

25. Los colorantes que tiñen las estructuras del mismo color que el de su solución original se denominan____________________________.
A su vez, aquéllos que las colorean de color diferente al de solución original se designan ________________________.

26. Resuma los fundamentos y utilidad de los siguientes métodos:
   - Histoquímica
   - Histoenzimología
   - Inmunohisto (cito) química
   - Radioautografía

27. Mencione los fundamentos y utilidad de nuevos métodos en Citología.

MICROSCOPIO Y CÉLULA

Guía Nº 2
Bases físico-químicas en citología

Para trabajar con el auxilio de texto/s de apoyo
(dentro y/o fuera del teórico-práctico, individual y/o grupalmente)

1. Esquematice una célula.

2. Coloque en el citoplasma: Porcentajes de agua total (libre y ligada) y de iones intracelulares (subrayando el catión sobresaliente).

3. Ubique los iones extracelulares (subrayando el catión sobresaliente).

4. Confeccione un cuadro sinóptico de los componentes inorgánicos de la célula y adjudique las funciones detalladas, al que corresponda:
   ____________________ permite que no se produzcan oscilaciones bruscas (en + ó –) de la temperatura.
   ___________________ posibilita que el medio intracelular no se haga demasiado ácido ni alcalino.
   __________ ayuda a la acción de las enzimas.
   ___________________ posibilita, al solubilizar la mayor parte de las sustancias, la disolución de solutos, la dispersión de grandes moléculas y el traslado de nutrientes y desechos.

5. Una proteína tiene acción biológica cuando su estructura es:
   a) primaria
   b) secundaria (en hoja plegada)
   c) terciaria
   d) secundaria (en hélice o helicoidal)

6. Dibuje esquemáticamente cada una de las estructuras proteicas.

7. Una reacción química que, en condiciones usuales, puede concretarse en una hora se realiza en un microsegundo. ¿Qué tipo de molécula habrá actuado para ello?

8. (V - F) Una proteína de 25 aminoácidos y PM 3000 puede cumplir funciones estructurales.

9. Ordene desde el más simple al más complejo:

GLUCÓGENO – SACAROSA – GALACTOSA – RIBOSA

10. Complete según los ejemplos dados:
SODIO: inorgánico-ión-catión
COLESTEROL: orgánico-lípido-esteroide

CLORURO ______________	ARN ______________
MAGNESIO______________	LACTOSA ____________
BICARBONATO _________	GLUCOSA ___________
POTASIO ______________	TRIGLICÉRIDO _______

11. Dibuje un fosfolípido tal como lo entiende de la descripción del texto.

12. (V-F) Las vitaminas B y C son hidrosolubles.

13. El ATP (adenosin trifosfasto o adenina-ribosa-3P) es un:
   a) mononucleótido
   b) dinucleótido
   c) oligonucleótido
   d) polinucleótido

14. Marque con (+) o (–) según corresponda:

	ADN	ARN
adenina		
guanina		
citosina		
timina		
uracilo		
ribosa		
desoxirribosa		

15. Las vitaminas:
   a) desempeñan función plástica
   b) cumplen importante papel energético
   c) pueden actuar como colaboradores enzimáticos
   d) son sustancias orgánicas defensivas

Microscopio y célula

Guía Nº 3
Superficie celular y citoplasma I

Para trabajar con auxilio de texto/s de apoyo
(dentro y/o fuera del teórico-práctico, individual y/o grupalmente)

1. Establezca si glucocáliz y membrana plasmática son términos sinónimos.

2. (V-F) La membrana plasmática no se ve al MO porque escapa al límite resolutivo del mismo.

3. El concepto unidad de membrana deriva de la microscopía ________________ y puede esquematizarse de la siguiente manera:

4. Dibuje sencillamente en tridimensión el modelo en mosaico fluído de Singer-Nicholson. ¿Explique por qué mosaico y por qué fluído?

5. En la membrana plasmática, uno de los componentes químicos crea una barrera de permeabilidad y otro, cumple funciones específicas. Cítelas.

6. ¿Por qué se dice que la membrana plasmática es semipermeable y asimétrica?

7. Entre estas sustancias (fosfolípidos ácidos, colesterol, fosfolípidos neutros, proteínas intrínsecas), cuál es la receptora de estímulos?

8. Señale y defina los mecanismos de transporte transmembranoso para: oxígeno-aminoácidos-sodio-potasio- vesículas secretorias (glucoproteínas)-bacterias.

9. (V-F) El glucocáliz se halla adosado a la cara interna de la membrana plasmática.

10. Cite una coloración específica para visualizar glucocáliz al MO y el color logrado.

11. Químicamente el glucocáliz está constituido por:
    a) proteínas exclusivamente
    b) glúcidos únicamente
    c) glucoproteínas y glucolípidos
    d) lipoproteínas

12. Enuncie las funciones del glucocáliz, explicándolas en forma sencilla y de modo distinto, al referido en el texto base.

13. Confeccione un cuadro sinóptico con los componentes de la célula en general y del citoplasma en particular.

14. Relea retículo endoplasmático y coloque el tipo correspondiente junto a los siguientes conceptos:
    - cisternal
    - síntesis de lípidos
    - tubular anastomosado
    - síntesis de proteínas lisosomales
    - agregado de azúcares iniciales a las proteínas (en las glucoproteínas)
    - posee riboforinas I-II en sus membranas
    - detoxificación exo-endógena
    - captación y almacenamiento de calcio
    - lleva ribosomas adheridos por la subunidad mayor

15. Teniendo RER y REL unidades de membrana de espesor semejante (6 mn) y de similar ultraestructura, ¿por qué cumplen funciones diferentes?

16. Dibuje sencillamente el complejo de Golgi y ubique donde corresponde las vesículas de transferencia y de secreción e identifique los distintos componentes del complejo citado e incluya la "zona de exclusión".

17. Caracterice el GERL (Golgi-Endoplasmic-Reticle-Lysosome) e indique su vinculación con el Golgi y lisosomas.

18. Cite cómo colabora el complejo de Golgi en las funciones abajo citadas:
    - producción de glucoproteínas
    - armado de lisosomas primarios
    - fabricación de vesículas de secreción

19. Esquematice una mitocondria al MET (en corte paralelo a su eje mayor) y coloque no menos de nueve (9) referencias.

20. Complete:
    Las enzimas del ciclo de Krebs se localizan en ____________________
    Por su parte, las enzimas de la cadena respiratoria lo hacen en la ___________
    y las fosforilativas se hallan en ____________________________

21. Precise verdadero-falso junto a cada aseveración que sigue.
    - La mitocondria
        - convierte energía química en mecánica
        - sintetiza ATP
        - sintetiza proteínas
        - produce CO_2
        - posee ADN

- Las crestas mitocondriales son habitualmente longitudinales y tubulares en las células sintetizadoras de lípidos.

22. Dibuje con referencias un lisosoma primario al MET.

23. Explique el origen del lisosoma primario.

24. El lisosoma secundario resulta de la unión de uno primario con ____________

25. (V - F) Las enzimas lisosomales actúan a pH ácido.

26. (V - F) Los peroxisomas intervienen en la formación y descomposición de agua oxigenada así como en la beta oxidación de los ácidos grasos.

27. Caracterice y asocie vesículas cubiertas y endosomas.

28. Relacione:

1. Retículo endoplasmático-Mitocondrias-Membrana Plasmática-Complejo de Golgi-Lisosoma primario-Lisosoma secundario.
2. Aminoácidos-RER-Mitocondrias-Membrana Plasmática-Complejo de Golgi-Vesículas de Transferencias-Vesículas de secreción.

En todos los casos, diseñar un esquema integrado con los conceptos citados.

Para la resolución de las dos últimas consignas usted deberá repasar los temas mencionados para construir el esquema solicitado.

MICROSCOPIO Y CÉLULA

Guía Nº 4
Citoplasma y Núcleo I

Para trabajar con el auxilio de texto/s de apoyo (dentro y/o fuera del teórico-práctico, individual y/o grupalmente)

1. Dibuje de manera sencilla el modelo teórico propuesto para los ribosomas.

2. (V - F) Las subunidades ribosómicas están constituidas por ADN y proteínas.

3. Ambas subunidades están:
   a) unidas permanentemente por ADN
   b) unidas sólo durante la síntesis proteica
   c) siempre unidas por ARN ribosomal
   d) permanentemente adheridas por ARN de transferencia

4. Mencione las funciones principales de los ribosomas:
   LIBRES:
   UNIDOS AL RE:

5. Coloque junto a las siguientes sustancias si son sintetizadas en ribosomas libres o adheridos a RE (RER)
   - Secreciones proteicas
   - Proteínas de microfilamentos
   - Proteínas del jugo nuclear
   - Proteínas extrínsecas de la hemicapa exterior de la membrana plasmática
   - Proteína lisosomales

6. Esquematice en corte transversal, el centríolo al MET colocando las referencias pertinentes.

7. Explique por qué el centríolo se considera polarizado tanto morfológica como funcionalmente.

8. Los centríolos están vinculados funcionalmente con:
   a) síntesis de glucoproteínas
   b) formación y función de cilias y flagelos
   c) producción de energía
   d) digestión intra y extracelular

9. Complete la siguiente tabla (a doble entrada):

	Diámetro (en mm)	Composición química	Función	Organoide sintetizador
Microtúbulos				
Filamentos				
Finos				
Intermedios				
Gruesos				

10. Defina citoesqueleto: ....
....
....

11. Repase composición físico-química de la célula y establezca lo que sigue:
   a) Físicamente el citosol es _______________.
   b) Químicamente el componente inorgánico más abundante es _____________ que se encuentra fundamentalmente en forma _________________. El catión dominante es _________________.

12. Entre los siguientes conceptos subraye los relacionados con el citosol:
ADN - ARN - SÍNTESIS DE LÍPIDOS - SÍNTESIS DE GLUCÓGENO - SÍNTESIS DE PROTEÍNAS - GLUCOGENÓLISIS - GLUCÓLISIS AERÓBICA - GLUCÓLISIS ANAERÓBICA.

13. Las inclusiones son:
   a) inconstantes y relacionadas con el metabolismo
   b) constantes y vinculadas a la diferenciación
   c) inconstantes y relacionadas a la diferenciación
   d) constantes y relacionadas con el metabolismo

14. Mencione las características nucleares.

15. Relacione forma celular con forma y tamaño nuclear.

16. Señale distintas razones que puedan explicar la posición excéntrica del núcleo.

17. (V -F) La envoltura nuclear es perfectamente visible al MO.

18. La envoltura nuclear está integrada por una:
   a) doble unidad de membrana con poros
   b) única unidad de membrana sin poros
   c) doble unidad de membrana sin poros
   d) unidad de membrana simple con poros

19. Dados los siguientes componentes nucleares, complete los faltantes:
   a) Envoltura nuclear

b) Heterocromatina (constitutiva y facultativa)
c) ______________________________
d) ______________________________
e) ______________________________
f) ______________________________

20. Caracterice el complejo del poro

21. La unidad de membrana externa de la envoltura nuclear se continúa morfológicamente con:
    a) paredes y cavidades de RE
    b) lisosomas primarios
    c) peroxisomas
    d) microtúbulos centriolares

22. Indique el sentido de paso (citoplasma núcleo o núcleo citoplasma) en las siguientes macromoléculas:

ARN mensajero:	Proteínas del jugo nuclear:
Histonas:	Enzimas reguladoras de la transcripción:
ARN de transferencia:	ARN ribosomal:

23. Repase nucleótidos en Composición Físico-Química de la Célula, lea ADN en núcleo y complete lo que sigue:

Azúcar del ADN ____________ Ácido fosfórico unido a: ____________________
Bases púricas en ADN: ____________ Bases pirimídicas en ADN: __________
Complementariedad de bases en ADN: ______________________________

24. Durante la interfase:
    - ¿Cuántas fibras de cromatina hay en el núcleo de una célula somática?
    - ¿Cuál es la relación entre fibras de cromatina y los cromosomas fásicos?

25. ¿El concepto de jugo nuclear es idéntico al MO que al MET?

26. Señale funciones del jugo nuclear.

27. Explique, según su composición química, la basofilia óptica del nucléolo y, a veces, su acidofilia.

28. (V - F) Al MET, el nucléolo presenta una membrana limitante exterior.

29. (V - F) Al MET, el nucléolo muestra heterocromatina asociada en su exterior.

30. Realice un cuadro sinóptico de la ultraestructura del nucléolo.

31. El nucléolo es centro de síntesis y maduración de:
    a) ADN

b) ARN ribosomal
c) ARN mensajero
d) ARN de transferencia

32. Correlacione

( ) Existe ADN repetitivo (redundante o satélite) en su constitución
( ) Tiene enzimas y nucleótidos para la autoduplicación del ADN
( ) Aloja una cisterna perinuclear
( ) Se visualiza sólo al MET, en el interior nuclear
( ) Produce subunidades ribosomales

A. Jugo nuclear (carioplasma)
B. Heterocromatina constitutiva
C. Heterocromatina facultativa
D. Envoltura nuclear
E. Eurocromatina
F. Nucléolo
G. Material anular
H. Poro
I. Complejo del poro
J. Lámina fibrosa

33. Integre estos conceptos dispersos en una estructura en red donde se perciban globalmente las interrelaciones que los ligan:

Fibra de cromatina-eucromatina-visible al MO-hetero cromatina facultativa-heterocromatina constitutiva- ADN no repetitivo- ADN repetitivo (redundante, satélite)-visible al MET-genéticamente activo- genéticamente inactivo-genéticamente activo/inactivo-nucleosoma-interfase-fase-cromosomas-ADN-histonas.

Cada concepto puede ser usado más de una vez según necesidad.

MICROSCOPIO Y CÉLULA

Guía Nº 5

Núcleo II y código genético

(síntesis de ARN y síntesis proteica)

Para trabajar con el auxilio de texto/s de apoyo (dentro y/o fuera del teórico-prático, individual y/o grupalmente).

1. Escriba las bases nitrogenadas complementarias citadas a continuación en los ácidos nucleicos mencionados:

	En ADN	En ARN
Adenina	....	....
Guanina	....	....
Citosina	....	....
Timina	....	....

2. Partiendo de la siguiente hemicadena de ADN: CAC GTC TAT
   a) Arme la hemicadena faltante de ADN
   b) Transcríbala

3. Subraye los codones del ejercicio anterior, anote los anticodones correspondientes y mencione a qué ARN pertenecen los anticodones.

4. En el ADN, la codificación de cada aminoácido depende:
   a) de la desoxirribosa
   b) del ácido fosfórico
   c) de las bases nitrogenadas
   d) de todos ellos

5. Señale respectivamente, en transcripción y traducción:
   - significado y sinonimia conceptual
   - lugar de realización
   - ácidos nucleicos que intervienen

6. (V - F) Los ARN transcriptos y maduros llegan al citoplasma por el complejo del poro.

7. Explique por qué se dice que el código genético es universal, degenerado y colineal.

8. La porción de ADN donde está codificada la información para fabricar (sintetizar) un polipéptido o un ARN se denomina:
   a) codón iniciador
   b) anticodón
   c) codón de terminación
   d) gen

9. Explique la decodificación del ARN mensajero usando conceptos como: **Subunidad menor, codón iniciador (AUG), sitio de iniciación, complejo de iniciación, sitio aminoacílico, sitio peptidílico, subunidad mayor, ARN de transferencia, anticodón-aminoácido activado, codón de terminación**

10. Analice con el texto base la propuesta del péptido señal de Blobel.

11. Dado el codón UAC, precise:
    - el triplete original en el ADN
    - el anticodón

12. Repita el ejercicio interpretando a TAC como triplete original en el ADN y precisando codón y anticodón.

13. Valore UAC como anticodón y resuelva el codón y el triplete original correspondiente.

14. Dados los siguientes conceptos, intégrelos secuencialmente (unos tras otros y enlazados por flechas) en una estructura lógica (lineal o ramificada) que desemboque en algunos de los hechos también señalados.

CONCEPTOS DISPERSOS

A. Complejo de Golgi
B. Traducción RER
C. Trascripción
D. Lisosomas primarios
E. Endocitosis
F. Traducción polisomas libres
G. Difusión facilitada
H. Activación de aminoácidos
I. Cuerpo residual
J. Vesícula secretoria
K. Vesícula pino, fagocíticas y autofágicas
L. Lisosomas secundarios
M. Exocitosis
N. Aportes de ATP

HECHOS FINALES

1. Secreción de glucoproteínas
2. Síntesis de proteínas para consumo interno (ej. actina, tubulina, histona, diversas enzimas)
3. Digestión intracelular

MICROSCOPIO Y CÉLULA

Guía Nº 6
Ciclos celulares, cromosomas, cariotipo, transcripción y traducción durante el ciclo celular mitótico

Para trabajar con el auxilio de texto/s de apoyo (dentro y/o fuera del teórico-práctico, individual y/o grupalmente)

1. Confeccione una tabla con los períodos y subperíodos de un ciclo celular mitótico humano, tomando en cuenta las siguientes variables
   a) cantidad de ADN
   b) presencia o no de cromátides
   c) número de fibras de cromatina y cromosomas
   d) presencia o no de nucléolo/s
   e) presencia o no de envoltura nuclear (membrana nuclear)
   f) división citoplasmática

2. Mencione y explique las características de la duplicación (replicación) del ADN.

3. (V - F) La duplicación centriolar es posterior (sucede) a la del ADN.

4. Complete la hemicadena nueva pertinente sobre la vieja, aquí señalada: ATTTCGGTA.

5. (V - F) Las fibras de cromatina no se visualizan durante la interfase.

6. Esquematice la fibra de cromatina desde una perspectiva molecular.

7. En el núcleo interfásico coloreado, se visualiza al MO:
   a) sólo la eucromatina
   b) únicamente la heterocromatina
   c) ambas cromatinas
   d) ninguna de ellas

8. El ADN se duplica:
   a) tanto si la división siguiente es mitosis o meiosis I
   b) sólo si la división siguiente es mitosis

c) tanto si la división es mitosis o meiosis II
d) únicamente si la división que sigue es meiosis

9. Explique los siguientes hechos de la mitosis:
a) Desaparición y reaparición de la envoltura celular
b) Desaparición y reaparición de los nucléolo/s
c) Aparición y modificación del aparato mitótico
d) Formación de la placa ecuatorial
e) Migración polar de cromosomas hijos
f) División citoplasmática (o citocinesis)

MENCIONAR EN CADA UNO EL MOMENTO EN QUE OCURRE
....
....
....
....

10. (V - F) Las células resultantes de una división ecuacional son idénticas entre sí y con la célula madre.

11. Si una célula madre, (2n-2c) genera
- 2 células hijas 2n-2c c/u, el ciclo celular es____________________;
- si da origen a 4 células hijas 1n-1c c/u, el ciclo celular es: _______________.

12. La placa ecuatorial mitótica es un agrupamiento de cromosomas:
a) que ocurre en profase y tiene contactos de homólogos
b) que acontece en metafase y de tipo individual
c) que sucede en profase y es de tipo individual
d) ocurrido en metafase y con contacto de homólogos

13. Una célula posee el doble de cantidad de ADN desde ____________________ hasta ________________________.

14. Una célula tiene el doble del número cromosómico:
a) sólo durante la anafase
b) únicamente durante la telofase mitótica
c) desde el inicio de la anafase hasta el final de la telofase
d) desde el final de la anafase hasta el fin de la telofase

15. ¿En qué instante de los mencionados abajo hay sólo microtúbulos centriolares?:
a) profase y anafase
b) metafase
c) profase y telofase
d) anafase

16. En una célula humana en mitosis, ¿cuántos cromosomas hay en prometafase?

17. Resuma diferencias esenciales entre los ciclos celulares mitóticos y meióticos.

18. Integre conceptos estructurales, ultraestructurales y moleculares en el ciclo mitótico.

19. Esquematice en la silueta de un cromosoma sus elementos constitutivos fundamentales.

20. Dibuje los tipos de cromosomas básicos en un cariotipo humano.

21. Diferencie la constricción primaria de la secundaria.
    Relacione con ellas el concepto de cinetocoro

22. ¿Qué son los organizadores nucleolares?

23. Resuma cariotipo y explique su utilidad médica. ¿Por qué se realiza con células sanguíneas en metafase?

24. Diferencie sexo cromatínico y cromosómico en técnica y alcance.

25. ¿Cuántos corpúsculos de Barr tiene una célula 44 + XXXY?

26. Confeccione una tabla precisando (en verticales) número de autosomas y gonosomas y (en horizontales) células somáticas y sexuales masculinas y femeninas.

27. Se sabe que el 90% de la proteína mitocondrial proviene de la síntesis citoplasmática (controlada por el núcleo). Establezca:
    a) ¿En qué período/s del ciclo celular mitótico puede fabricarse la primera?
    b) ¿Y el segundo tipo?

LAS ASOCIACIONES CELULARES

Guía Nº 7
Tejido epitelial

Para trabajar con el auxilio de texto/s de apoyo (dentro y/o fuera del teórico-práctico, individual y/o grupalmente).

Repase los contenidos relacionados con biología molecular y celular cada vez que sea necesario.
Así, repicando –según necesidad– sobre determinados contenidos claves, trabajará de modo relacionado, construirá redes de conocimiento y podrá evocarlos oportuna y correctamente.

1. Lea la definición de tejido y trate de re-expresarla con palabras semejantes (pero no idénticas).

2. Escriba los cuatros tejidos básicos humanos.

3. Indique los elementos que permiten definir un tejido epitelial.

4. Clasifique los epitelios de acuerdo a su función.

5. Confeccione un cuadro sinóptico teniendo en cuenta la morfología de los epitelios de revestimiento.

6. (V - F) La forma del núcleo de las células epiteliales NO tiene relación con la forma de las mismas.

7. (V - F) Los límites intercelulares visibles al MO en el tejido epitelial representan las membranas plasmáticas de las células adyacentes.

8. Se designa polo basal de célula epitelial, aquél orientado hacia ______________ y polo apical, el dirigido hacia __________________.

9. Complete:
   - Célula epitelial de largo, ancho y alto iguales es ____________________
   - Célula epitelial de ancho y largo mayores al alto es __________________
   - Célula epitelial de largo y ancho menores al alto es __________________

10. Dibuje en tres dimensiones cada una de ellas.

11. Correlacione:

( ) Las células superficiales son más voluminosas que las profundas.	A. Epitelio simple plano
( ) Las células superficiales son menos voluminosas que las profundas	B. Epitelio simple cúbico
( ) Tiene núcleos a distinta altura pero las células contactan con la membrana basal	C. Epitelio simple cilíndrico
( ) Monocapas de células prismáticas altas	D. Epitelio seudoestratificado
( ) Monocapas de células prismáticas bajas	E. Epitelio estratificado plano
	F. Epitelio de transición

12. Explique las formas de nutrición de las distintas variedades de epitelio de revestimiento.

13. El epitelio de transición se caracteriza funcionalmente por: _______________.

14. La renovación de la célula de un epitelio estratificado se hace por: __________ (MENCIONAR TIPO DE DIVISIÓN) en capa _________________ cuya basofilia se explica al MET como sigue: ______________________.

15. (V - F) La constancia del espesor de los epitelios estratificados se debe a la descamación artificial.

16. Haga un cuadro de las siguientes especializaciones del borde libre de las células epiteliales.
    1. quinetocillas
    2. estereocillas
    3. chapa estriada
    4. ribete en cepillo

    Dibuje sencillamente la ultraestructura (MET y MEB) de cada una e indique brevemente su función.

17. La condensación ectoplasmática se halla en el tejido epitelial:
    a) simple y se relaciona con la absorción.
    b) pseudoestratificado y se vincula con la traslación de sustancias en superficie.
    c) estratificado y se relaciona con la protección a los traumas mecánicos.
    d) estratificado de transición y se vincula con la impermeabilización.

18. Tomando en cuenta el texto base, confeccione una tabla (a doble entrada) referente a los medios de unión intercelular (medios unitivos) considerando:
    - membrana plasmática y citoplasma vecino
    - espacio intercelular
    - diferencias ultraestructurales (al MET) y funcionales.

19. Terminado el cuadro, señale los medios unitivos que:
    a) forman el complejo de unión (unitivo) ______________________.
    b) son perimetrales, circunvaladores de la célula o en cinturón __________.
    c) son puntuales (puntos de soldadura) ______________________.
    d) permiten intercambio rápido eléctrico-metabólico ______________.

20. Mencione las especializaciones del polo basal.

21. Dibuje la membrana basal (al MO, coloreada con PAS, y al MET). Relacione ambos dibujos y añada la función de esta estructura.

22. Precise el origen (cierto o probable) de los componentes ultraestructurales de la membrana basal.

23. ¿Qué sucedería al MO si se tiñen las membranas basales con sales de plata?

24. Una superficie seca expuesta a roce constante presenta:
    a) epitelio simple plano
    b) epitelio estratificado plano queratinizado
    c) epitelio pseudoestratificado
    d) epitelio estratificado de transición

25. Una superficie absorbente presenta:
    a) epitelio simple
    b) epitelio pseudoestratificado
    c) epitelio estratificado plano
    d) epitelio de transición

26. Aplique sus conocimientos de transcripción-traducción y división mitótica a las células de la capa basal de un epitelio estratificado.

LAS ASOCIACIONES CELULARES

Guía Nº 8
Tejido epitelial II

Para trabajar con el auxilio de texto/s de apoyo (dentro y/o fuera del teórico-práctico, individual y/o grupalmente).

1. Diferencie epitelios secretores y epitelios de revestimiento

2. (V - F) Secreción y excreción son sinónimos.

3. Correlacione:

( ) La secreción se vuelca al medio externo o cavidad comunicada con él.	A. Merócrina
( ) La secreción se vierte al medio interno	B. Apócrina
( ) Toda la célula no se altera durante la secreción, saliendo sólo el producto sintetizado por exocitosis.	C. Anfícrina
( ) La célula pierde su parte apical durante el proceso secretor	D. Exócrina
( ) La célula se destruye totalmente al segregar	E. Holócrina
	F. Endócrina

4. Características de las siguientes variedades de epitelio secretor exócrino:
   - Unicelular
   - Multicelular:

intraepitelial	tubular simple
extendido en superficie	túbulo-glomerular
globuloso	túbulo acinoso
tubular ramificado	túbulo alveolar

5. Dibuje acinos serosos, mucosos y mixtos. Establezca sus respectivas secreciones.

6. Clasifique morfológicamente los epiteliales glandulares endócrinos.

7. Las células mioepiteliales se localizan:
   a) por fuera de la membrana basal del adenómero (unidad secretoria)
   b) entre la membrana basal y el adenómero (unidad secretoria)
   c) incluído en la membrana basal del adenómero (unidad secretoria)
   d) a la luz del adenómero (unidad secretoria)

8. Una célula que secreta proteínas hacia el medio exterior muestra una porción basal basófila que captará colorantes ______________________________ debido a la abundancia de ______________________________ (cite el organoide respectivo). En cambio, su porción apical es ________________ porque capta colorantes ácidos debido a la abundancia de ______________________________ (mencione los elementos ultraestructurales responsables).

9. Cite tres organoides relevantes en una célula secretora de proteínas.
   ....
   ....
   ....

10. Una célula secretoria endócrina tiene la cara madura del complejo de Golgi orientada hacia ______________________________ y las vesículas secretorias ubicadas entre ____________________ y el ____________________.

11. Relacione los conceptos estudiados en Biología Molecular y Celular sobre transcripción-traducción-vesícula secretoria-mitocondrias-vesículas de transferencia-exocitosis-complejo de Golgi en las:
    - células secretoras de glucoproteínas
    - células secretoras de lípidos

12. Las células secretoras de lípidos presentan al MET:
    a) RER y mitocondrias de crestas transversales
    b) REL y mitocondrias con prolongaciones longitudinales
    c) RER y mitocondrias con prolongaciones longitudinales
    d) REL y mitocondrias de crestas transversales

13. (V - F) Las células epiteliales secretoras son las únicas del organismo con esa capacidad.

LAS ASOCIACIONES CELULARES

Guía Nº 9
Tejidos de sostén I

Para trabajar con el auxilio de texto/s de apoyo (dentro y/o fuera del teórico-práctico, individual y/o grupalmente).

1. Establezca tres (3) hechos diferenciales entre el tejido epitelial y conectivo (conjuntivo) propiamente dicho.

2. Haga una lista de las células del tejido conectivo propiamente dicho, anote junto a cada una, elementos salientes ultraestructurales que las distinguen y a partir de ellos, deduzca función y estructura.

3. (V - F) El fibrocito es un estadio hipoactivo del fibroblasto.

4. (V - F) Las células reticulares son idénticas al fibroblasto.

5. Explique por qué una preparación incluida en parafina y coloreada con H-E muestra al MO una gran vacuola ópticamente vacía en el citoplasma del adipocito.

6. Subraye entre los métodos que se detallan, aquéllos útiles para el estudio de adipocitos:
   Examen en fresco-coloración supravital-inclusión en parafina-tricrómicas-tetróxido de osmio-sudanes-formol al 10%-congelación-coloración intravital.

7. Cite dos células del tejido conectivo propiamente dicho:
   a) con citoplasma basófilo ______________________
   b) que sean móviles ______________________________
   c) que residan efectivamente en él ____________________
   d) que pertenezcan al sistema fagocítico-mononuclear o monocítico macrofágico. (ex SRE) ______________________________

8. Correlacione:

( ) Posee granulaciones metacromáticas en su citoplasma	A. Fibroblasto
( ) Abunda en lisosomas secundarios y vesículas endocíticas al MET	B. Plasmocitos
( ) Al MET tiene abundancia de RER y núcleo excéntrico con cromatina de disposición típica	C. Adipocitos
	D. Macrófagos inactivos
	E. Células reticulares
	F. Macrófagos
	G. Mastocitos

( ) Produce moléculas de tropocolágeno 1
( ) Sintetiza y exocita sólo tropocolágeno 3

H. Células mensenquimatosas indiferenciadas

9. Resuma en un esquema, el origen (pre y post natal, cierto o probable) y la vida media (conocida o desconocida) de las células del tejido conectivo propiamente dicho. Relacione los ítems 2 y 9.

10. Haga un cuadro sinóptico del componente extracelular del tejido conectivo propiamente dicho, destacando sus integrantes fundamentales.

11. Cite los orígenes del líquido tisular y de la matriz conectiva.
....
....
....

12. Relacione agua con proteoglucanos desde el punto de vista químico y señale su trascendencia funcional

13. La viscosidad del tejido conectivo se debe al ________________. Por su parte, el ________________________________, por su disposición tridimensional, actúa como malla defensiva contra la invasión de partículas extrañas (por ejemplo: bacterias).

14. Confeccione una tabla (o cuadro) a doble entrada del siguiente tipo:

	Colágena	**Elástica**	**Reticular**
Fibras			
Fibrillas			
Microfibrillas			
Microfilamentos			
Molécula base			
Célula secretora de molécula base			

15. (V - F) Las fibras del tejido conectivo son elementos inertes, no vivos.

16. Tomando como base las variedades de tejidos conjuntivos fije diferencias esenciales entre el conectivo laxo (propiamente dicho) y los densos (regular e irregular).

17. Secuencie los hechos que acontecen desde la trascripción hasta la formación de un haz de fibras colágenas (visibles al MO).

18. Dados los siguientes conceptos (A-N), interprételos secuencialmente (uno tras otro) en una estructura lógica que exprese (en forma lineal y/o ramificada) los procesos que se enumeran:

1. Secreción de tropocolágeno 3
2. Secreción de anticuerpos
3. Fagocitosis de bacterias

A. Complejo de Golgi
B. Traducción del RER
C. Transcripción
D. Lisosomas primarios
E. Endocitosis
F. Traducción polisomas libres
G. Difusión facilitada
H. Activación aminoácidos
I. Cuerpo residual
J. Vesícula secretoria
K. Vesícula endocítica y autofágica
L. Lisosomas secundarios
M. Vesículas de transferencia
N. Exocitosis

Respuesta proceso 1:______________________________

Respuesta proceso 2:______________________________

Respuesta proceso 3:______________________________

19. Concluído el ítem anterior, subraye los sucesos diferenciados entre cada uno de los procesos apuntados.

20. Establezca vinculaciones moleculares entre célula epitelial, membrana basal y matriz extracelular.

LAS ASOCIACIONES CELULARES

Guía Nº 10
Tejidos de sostén II

Para trabajar con el auxilio de texto/s de apoyo (dentro y/o fuera del teórico-práctico, individual y/o grupalmente).

1. Confeccione un cuadro sinóptico de los componentes celulares y extracelulares del tejido cartilaginoso.

2. (V - F) El tejido cartilaginoso se nutre por vasos propios.

3. El pericondrio tiene dos capas. Una externa, de composición histológica (a) y otra, interna, histológicamente (b)
   (a) ____
   (b) ____

4. Secuencialice la línea de diferenciación de las células del tejido cartilaginoso y señale en cada una de estas variedades: forma celular-basofilia-acidofilia-posición en la placa-capacidad secretora y reproductora-grado de diferenciación

5. En cada célula relacione función-ultraestructura-estructura.

6. (V - F) Los condrocitos se hallan rodeados por sustancia intercelular.

7. Las fibras colágenas de las sustancia intercelular no se visualizan al (a) (TIPO DE MICROSCOPIO) porque tiene el mismo (b) que la matriz conectiva y eso las enmascara.
   (a) ____
   (b) ____

8. Coloque sinónimos a las siguientes designaciones:
   CONDROPLASTO: ____
   NIDOS CELULARES: ______________________________________

9. Defina con sus propias palabras, el concepto cápsula en el tejido cartilaginoso.

10. Tipos de nidos celulares y forma de generación

11. La consistencia del tejido cartilaginoso se debe a (a). Por su parte, si la sustancia intercelular se calcifica, el tejido cartilaginoso (b).

(a) ____

(b) ____

12. La sustancia intercelular cartilaginosa se colorea con azul alciano:
    a) a causa de la presencia de fibras colágenas.
    b) porque existen glucosaminoglucanos ácidos.
    c) debido a la presencia de fibras elásticas.
    d) porque existen mucinas neutras.

13. Explique la razón por la cual el condrocito no ocupa por completo el condroplasto en las preparaciones habituales (a diferencia de lo que ocurre en vivo).

14. Analice y describa de manera sencilla las formas de crecimiento del tejido cartilaginoso.

15. Puntualice función/es del tejido cartilaginoso

16. Realice una tabla (cuadro) a doble entrada de las variedades más frecuentes del tejido cartilaginoso considerando los siguientes elementos:
    - características de la sustancia intercelular (fibras existentes)
    - coloraciones especificas
    - propiedades diferenciales (vinculadas con su función)

17. (V - F) En la vida adulta, el tejido cartilaginoso dañado es reemplazado por el tejido fibroso (cicatrizal)

18. Repita el ejercicio 18 de la guía anterior (ítems hasta la N) aplicándolos al proceso de secreción de tropocolágeno 2 (colágeno del cartílago hialino).

Guía Nº 11
Tejidos de sostén III

Para trabajar con el auxilio de texto/s de apoyo (dentro y/o fuera del teórico-práctico, individual y/o grupalmente)

1. Estructure en un cuadro sinóptico, los siguientes conceptos, dispersos correlacionando lo anatómo-radiológico con lo histológico:
   Hueso inmaduro-tejido óseo laminar no haversiano
   Hueso maduro esponjoso-hueso maduro compacto
   Tejido óseo no laminar-tejido óseo laminar haversiano

2. Localice el hueso compacto y el esponjoso en los huesos largos, planos y cortos (desde una perspectiva anátomo-radiológica)

3. (V - F) La sustancia intercelular del tejido óseo es sólida y vascularizada.

4. El periostio tiene dos capas. Una externa, de composición histológica (a) y otra interna, histológicamente (b).
   (a) ____
   (b) ____

5. Las fibras de Sharpey son fibras (a) pertenecientes a ligamentos y (b) que se extienden directamente hacia el interior del tejido óseo formando ángulo
   (a) ____
   (b) ____

6. El (a) es la unidad histofuncional del hueso compacto y se le puede denominar (b)
   (a) ____
   (b) ____

7. Esquematice con referencias la unidad histofuncional del hueso compacto

8. Coloque sinónimo a la siguiente designación
   OSTEOPLASTO: ____

9. Correlacione:

( ) Ocupa la zona interna de periostio	A. Fibroblasto
( ) Evidencia el máximo grado de diferenciación	B. Osteoclasto

( ) Segrega fosfatasa alcalina
( ) Resulta de la fusión sincicial de macrófagos
( ) Ocupa la zona externa del periostio

C. Condroblasto
D. Célula condrógena
E. Célula osteógena
F. Osteoblasto
G. Osteocito

10. Partiendo de la función de cada célula del tejido óseo, hipotetice, (conjeture, suponga) cuáles serán sus detalles ultraestructurales y estructurales salientes en citoplasma y núcleo.
Constátelos, luego, en el texto.
....
....
....
....

11. Las lagunas de Howship son huecos o bahías ocupadas por:
a) células osteoprogenitoras
b) osteoblastos
c) osteocitos
d) osteoclastos

12. Los osteocitos tienen sus prolongaciones en el interior de los (a) que comunican (b) vecinos y con el conducto central.
(a) ____
(b) ____

13. Los (a) son células multinucleadas con un borde sumamente plegado por proyecciones citoplasmáticas, designado (b).
(a) ____
(b) ____

14. Realice un cuadro sinóptico con los componentes de la sustancia intercelular ósea y defina laminillas óseas.

15. El componente inorgánico de dicha sustancia está constituido fundamentalmente por sales de (a), que cristalizan de manera idéntica a la hidroxiapatita. La matriz ósea, por su parte, es sintetizada y exocitada por (b) (**cite la célula involucrada**).
(a) ____
(b) ____

16. (V - F) Las fibras colágenas óseas, similares a las conectivas, se disponen de igual modo en todas las laminillas de un osteón.

17. Así como la elasticidad ósea depende del colágeno, su dureza y resistencia lo hacen de:
a) su contenido de agua
b) la presencia de glucosaminoglucanos

c) su contenido de sales inorgánicas
d) la existencia de proteoglucanos

18. Explique sencillamente qué son los sistemas fundamentales (o laminillas), sus distintos tipos y aclare su localización.

19. (V - F) El conducto de Volkmann corre paralelamente a las laminillas óseas.

20. Mencione las estructuras que vinculan los conductos de Volkmann.
....
....
....

21. (V - F) El endostio es una capa de células osteoprogenitoras que reviste conductos de Havers, de Volkmann y conductillos calcóforos (u óseos).

22. Los (a) pueden realizar una resorción (destrucción) ósea en sus cercanías de pequeña magnitud, si se les compara con la efectuada por los (b) (**cite las células óseas respectivas**).
(a) ____
(b) ____

23. Función/es del tejido óseo.

24. Enuncie sencillamente, paso a paso, el camino de los nutrientes desde el periostio hasta el osteocito más periférico de una osteona.

25. ¿Por qué el tejido óseo no tiene crecimiento intersticial?

26. Formas de crecimiento de huesos largos, cortos y planos.

27. Si se pretende estudiar elementos celulares del tejido óseo al MO, es preciso usar la técnica de (a) (que exige fijación e inclusión).
Si se intenta visualizar cavidades y conductos limitados por sustancia intercelular calcificada se emplean (b) (que eliminan los elementos celulares).
(a) ____
(b) ____

28. ¿Hay algún micrótomo que puede efectuar cortes óseos sin recurrir a las formas anteriores?

29. Repita el ejercicio 18 de la Guía Nº 9 aplicando los ítems dados a la secreción de tropocolágeno óseo (similar al conectivo) y a la acción de los osteoclastos.

LAS ASOCIACIONES CELULARES

Guía Nº 12
Hemocitopoyesis - Médula ósea - Sangre

Para trabajar con el auxilio de texto/s de apoyo (dentro y/o fuera del teórico-práctico, individual y/o grupalmente)

HEMOCITOPOYESIS - MÉDULA ÓSEA

1. Cite dónde se localiza la médula ósea (tejido mieloide) roja en el adulto y dónde se efectúan, por ende, las punciones biópsicas.

2. Mencione el tipo de médula ósea (tejido mieloide) existente en el resto del esqueleto adulto.

3. El componente citofibrilar del tejido mieloide está integrado por las células (a) y las fibras (b).
   (a) ______________________________
   (b) ______________________________

4. Explique la circulación del tejido mieloide (medula ósea) tomando en cuenta las venas centrales, las arterias radiales, los sinusoides y los capilares.

5. Los sinusoides medulares comprenden:
   a) endotelio continuo- membrana basal continua-células adventicias
   b) endotelio fenestrado-membrana basal discontinua-células adventicias
   c) endotelio hendido-membrana basal discontinua-células adventicias
   d) endotelio hendido-membrana basal continua-ausencia de células adventicias

6. Todos los elementos figurados de la sangre provienen de una única célula madre totipotencial, la (a), que a su vez deriva de otra célula, la (b) procedente del saco vitelino.
   (a) ______________________________
   (b) ______________________________

7. (V - F) El estroma mieloide es una estructura pasiva de sostén.

8. El mayor número de nidos leucoblásticos en médula ósea (tejido mieloide) se debe a que:
   a) los leucocitos comprenden variedades diferentes

b) en sangre periférica hay diferente proporción de leucocitos y eritrocitos
c) la vida media leucocitaria es menor a la eritrocitaria
d) son estimulados por la eritropoyetina

9. El ingreso de las células maduras al torrente sanguíneo se produce a nivel de los vasos (a). El pasaje se produce por b)
(a) ____________________
(b) ____________________

10. (V - F) Las plaquetas son fragmentos citoplasmáticos de megacariocitos.

11. En una preparación de médula ósea (tejido mieloide), ¿cómo diferenciar al MO y con coloraciones comunes un osteoclasto y un megacariocito vecinos?

12. Complete el cuadro-tabla a doble entrada que sigue con los datos del texto:

	Núcleo	**Citoplasma**	**Tamaño**	**Pres. hemoglobina**
Célula madre de hematíes				
Hematie (eritrocito)				

13. Repita la respuesta anterior en el caso de los granulocitos y de las plaquetas (agregando granulaciones, cuando corresponda)

SANGRE

1. La sangre está formada por (a) y (b)
(a)____________________
(b)____________________

2. Para el estudio de la citología de la sangre se realiza preferentemente:
a) frotis
b) impronta
c) corte histológico
d) extendido

3. Haga un cuadro sinóptico de los componentes plasmáticos.

4. En citología sanguínea, correlacione:

( ) Transporta oxígeno y carece de mitocondrias.	A. Neutrófilo
	B. Basófilo
( ) Su porcentaje es el 25% del total de leucocitos.	C. Eritrocito
	D. Monocitos

( ) Es el antecesor del macrófago.	E. Linfocitos
( ) Su porcentaje es el 65% del total de leucocitos.	F. Eosinófilos
( ) Célula sanguínea, de 10 a 12 µm, de núcleo lobulado enmascarado por granulaciones violáceas de distinto tamaño.	G. Reticulocitos
	H. Plaquetas

5. La célula predecesora del eritrocito es el (a), cuyo porcentaje en sangre periférica equivale al (b) por ciento del total de eritrocitos.
   (a) ____________________
   (b) ____________________

6. El eritrocito para su transporte de membrana:
   a) no requiere energía
   b) emplea energía del compuesto que ingresa
   c) usa ATP proveniente de respiración aerobia
   d) usa ATP resultante de glucólisis anaerobia

7. El eritrocito transporta (a) por su dotación de una proteína específica denominada (b).
   (a) ____________________
   (b) ____________________

8. El eritrocito tiene de perfil una forma (a) y aparece (b) visto de frente.
   (a) ____________________
   (b) ____________________

9. El eritrocito tiene una vida media de (a) y su número en sangre (b) (**aumenta/disminuye**) en la altura (2000-3000 m).
   (a) ____________________
   (b) ____________________

10. Haga un cuadro sinóptico de los leucocitos y correlacione:

( ) Tiene núcleo, muchas lobulaciones y granulaciones delicadas oscuras.	A. Basófilo
( ) Posee núcleo bilobulado y granulaciones.	B. Linfocito
( ) Presenta hialómero y cromómero al MO y se relaciona con la coagulación.	C. Neutrófilo
( ) Puede tener, como el hematíe, 7 µm de diámetro.	D. Eosinófilo
( ) Sintetiza heparina e histamina como el mastocito.	E. Monocito
	F. Reticulocito
	G. Plaqueta
	H. Eritrocito

11. Escriba las cifras normales en los siguientes casos:

	SEXO MASC. (2 MESES)	SEXO MASC. (40 AÑOS)
Hematíes/mm^3		
Porcentaje de neutrófilos		
Porcentaje de linfocitos		

12. Compare las cifras anotadas en (11) y saque conclusiones.

13. En el siguientes hemograma de mujer adulta, hay una cifra anormal:

GLÓBULOS ROJOS ______________________ 4.000.000/mm^3
LEUCOCITOS ______________________ 5.500/mm^3
PLAQUETAS ______________________ 50.000/mm^3
RETICULOCITOS ______________________ 40.000/mm^3

14. Las granulaciones del basófilo tienen la propiedad de ser de color distinto al de la solución colorante empleada. Tal propiedad se designa:
    a) ortocromasia
    b) coloración progresiva
    c) coloración regresiva
    d) metacromasia

15. Al MET, la mayoría de las granulaciones de neutrófilos y eosinófilos corresponden a un organoide, relacionado con sus respectivas funciones:
    a) vesículas cubiertas
    b) lisosomas
    c) gránulos densos
    d) ribosomas

16. ¿Qué es el HEMATOCRITO y cuáles son sus valores normales en ambos sexos?

LAS ASOCIACIONES CELULARES

Guía Nº 13
Tejido nervioso

Para trabajar con el auxilio de texto/s de apoyo (dentro y/o fuera del teórico-práctico, individual y/o grupalmente).

1. El tejido nervioso es una asociación celular de (a) y (b).
   (a) ______________________________
   (b) ______________________________

2. Las neuronas:
   (V - F) Evidencian propiedades de irritabilidad y conductividad
   (V - F) Experimentan divisiones mitóticas repetidas
   (V - F) Representan estructuras plásticas por sus cambios de volumen, de prolongaciones y contactos sinápticos

3. Complete el siguiente cuadro (tabla) y correlacione lo posible.

	Función	**MET**	**MO c/tinción especial**	**MO**
c/tinción común				
Soma neuronal				
Axón				
Dendritas				

4. El impulso eléctrico se transmite por:
   a) los microtúbulos
   b) la membrana plasmática
   c) los microfilamentos
   d) el citoplasma (neuroplasma)

5. Esquematice los distintos tipos neuronales (según el número de prolongaciones).

6. Las neuronas (a) tienen axón largo y cumplen funciones de proyección. Por su parte las neuronas de axón corto y de asociación (interconexión) se designan (b).
   (a) ______________________________
   (b) ______________________________

7. Correlacione:

( ) astrocito fibroso
( ) astrocito protoplasmático
( ) oligodendrocito perineuronal
( ) oligodendrocito interfascicular
( ) gliopitelio ependimario

A. Reviste las cavidades encéfalomedulares
B. Pertenece al sistema monocítico-macrofágico
C. Predomina en la sustancia gris y tiene forma estrellada
D. Predomina en la sustancia blanca y posee prolongaciones largas y delgadas
E. Es el mielinizador central
F. Se ubica como satélite de las neuronas
G. Tiene prolongaciones con espinas

8. Correlacione función y ultraestructura en astrocitos y oligodendrocitos.

9. La microglía:
   a) se localiza exclusivamente en sustancia gris
   b) se ubica como satélite perineuronal
   c) cumple funciones fagocitarias
   d) es la célula que mieliniza las prolongaciones nerviosas centrales

10. De acuerdo a su función, en la microglía predomina al MET:
   a) RER-Golgi-Lisosomas
   b) REL-Golgi-Lisosomas
   c) RER-Golgi-Vesículas secretorias
   d) REL-Golgi-Vesículas secretarias

11. Complete el siguiente cuadro (tabla) a doble entrada:

	SUSTANCIA GRIS	SUSTANCIA BLANCA
• Neuronas		
- Soma		
- Prolongaciones		
• Glías (variedades)		

12. Mencione los componentes de la glía periférica

....

....

13. ¿Cuál es la principal diferencia entre neurona y neuroglia?

14. Esquematice una sinapsis química al MET y coloque las referencias pertinentes.

15. Enuncie, de modo distinto al texto, el concepto de sinapsis.

16. (V - F) En las sinapsis químicas son necesarias uniones tipo nexo.

17. Dibuje la vesícula presináptica correspondiente, de acuerdo a los neurotransmisores (mediadores) que siguen:
    - dopamina
    - endorfina
    - GABA
    - acetilcolina

18. La mielinización central está a cargo de (a), mientras la periférica la realiza (b) (cite las células respectivas)
    (a) ____
    (b) ____

19. Señale en un cuadro (tabla) a doble entrada, las características, de una y otra y marque las diferencias entre ambas

20. Secuencia probable, vía de síntesis y llegada al compónente presináptico de una vesícula que contiene péptidos reguladores (por ej.: endorfina)

21. Dados los siguientes elementos dispersos, otórguele una secuencia lógica de ocurrencia:

    Lisosomas secundarios-transcripción-Complejo de Golgi-
    complejo del poro-lisosoma primario-traducción
    RER-vesícula endocítica

    e indique en qué célula hallada en el tejido nervioso, ocurre tal proceso.

22. En los problemas (20) y (21) marque los sucesos vinculados con la síntesis proteica.

23. Asocie los conceptos aislados de ambas columnas de tal modo de transformarlos en juicios correctos (concrete tantos como le sea posible)

DENDRITAS	SEXO CROMATÍNICO
TIONINA	NEUROFIBRILLAS
IMPREGNACIÓN ARGÉNTICA	SECRECIÓN HORMONAL
CORPÚSCULO DE BARR	ESPINAS
NEURONA	GRUMOS DE NISSL

24. (V - F) La glía cumple sólo función aglutinante y de sostén

25. Marque funciones de las distintas células neuróglicas del SNC.

LAS ASOCIACIONES CELULARES

Guía Nº 14
Sistema nervioso central y periférico

Para trabajar con el auxilio de texto/s de apoyo (dentro y/o fuera del teórico-práctico, individual y/o grupalmente)

1. (V - F) El tejido nervioso es el sustento morfológico de la función nerviosa.

2. Correlacione los conceptos anatómicos de sustancia gris y blanca con sus constituyentes histológicos célulo-fibro-vasculares.

3. (V - F) La sustancia blanca cerebral es periférica.

4. El neocórtex es superponible con (a) y su sexta capa es la (b).
   a) ______________________________
   b) ______________________________

5. Correlacione:

( ) Primera capa cerebral	A. Se conoce como fusiforme
( ) Segunda capa cerebral	B. Tiene células de Purkinje
( ) Tercera capa cerebral	C. Se denomina molecular o plexiforme
( ) Cuarta capa cerebral	D. Llamada granulosa interna, muestra predominio de neuronas de interconexión
( ) Quinta capa cerebral	E. Posee neuronas de Renshaw (tipo Golgi II)
( ) Sexta capa cerebral	F. Vecina a la molecular, tiene predominio de neuronas piramidales pequeñas
	G. Se denomina piramidal externa
	H. Tiene células piramidales gigantes (de Betz) en el área motora

6. Las células de Betz son neuronas de:
   a) interconexión de la primera capa
   b) proyección de la quinta capa
   c) interconexión de la cuarta capa
   d) proyección de la sexta capa

7. Resuma, en forma secuencial y simplificada el camino seguido por un impulso nervioso sensitivo que llega a la corteza cerebral y se interconecta con neuronas de proyección a distancia.

8. Repita lo anterior con las vías asociativas, haciendo siempre hincapié en los componentes morfológicos y las capas respectivas involucradas.

9. Mencione tipo de astrocitos y oligodendrocitos dominantes en núcleos grises cerebrales.

10. (V - F) El cerebelo posee sustancia gris periférica (corteza) y central (núcleos grises).

11. La capa 1 de la corteza cerebelosa tiene neuronas Golgi II que son de (a). La capa 2 tiene neuronas Golgi I denominadas (b).
    a) ______________________________
    b) ______________________________

12. Siga de modo secuencial y sobresimplificado un estímulo nervioso que llega al cerebelo e interconéctelo con las neuronas de proyección. Indique ubicación de cada una de las neuronas implicadas y dónde hará sinapsis el axón de la última de ellas.

13. Cite los astrocitos y oligodendrocitos predominantes en la sustancia blanca cerebelosa.

14. Esquematice con referencias la ultraestructura de la barrera hemo-encefálica y precise su importancia funcional.

15. Realice un esquema de corte transversal de médula espinal donde conste: sustancia gris (astas y comisuras) y blanca.
    Sitúe donde corresponda los cuerpos de las neuronas alfa, gamma, vegetativas, de Renshaw y cordonales, estableciendo si son Golgi I (proyección) o II (interconexión).

16. El conducto del epéndimo está revestido por (a) y los astrocitos fibrosos medulares abundan en la sustancia (b).
    a) ______________________________
    b) ______________________________

17. Los fascículos de fibras de los cordones medulares están mielinizados por (a) que pertenecen a la (b) central verdadera.
    a) ______________________________
    b) ______________________________

18. Recuerde mecanismos de mielinización central y diferencias con la periférica.

19. Haga el esquema sencillo de la ultraestructura de una sinapsis química neuroneural y ubique sus componentes esenciales.

20. Las vesículas sinápticas se localizan en:
    a) el componentes postsináptico
    b) la hendidura sináptica
    c) el cuerpo neuronal
    d) el componente presináptico

21. Como ejercicio activo (no evaluable), confeccione un cuadro sinóptico con los distintos neurotransmisores hallados en las sinapsis cerebrales, cerebelosas y medulares, colocando junto a cada uno de ellos un diagrama sencillo de la ultraestructura de la vesícula que lo alberga.

22. Haga un cuadro sinóptico de las meninges, resumiendo su estructura histológica.

23. La paquimeninge (paqui=gruesa) es la (a) mientras la leptomeninge (leptos=delgado) es la (b).
    a)________________________________
    b)________________________________

24. Efectúe un diagrama secuencial (con flechas) del origen, circulación y absorción del LCR. Resuma su función.

25. Normalmente el LCR posee (a) células/cm^3, la mayoría de las cuales son (b).
    a) ________________________________
    b) ________________________________

26. Explique la diferencia entre tela y plexo coroideo.

27. Relacione la ultraestructura del plexo coroideo con su función.

28. Diferencie barreras hemorraquídea de hemoencefálica.

29. Las vellosidades aracnoideas son:
    a) barreras interpuestas entre las cavidades encéfalo-medulares y el LCR
    b) prolongaciones citoplasmáticas de las células gliopiteliales
    c) penachos vásculos-conectivos en el interior de los senos venosos craneales
    d) sectores de producción de LCR

30. (V - F) La célula de Schwann es la responsable de la mielinización periférica.

31. En los ganglios cráneo-raquídeos hay predominio de neuronas (a) en tanto en los autónomos hay dominancia de neuronas (b).
    a) ______________________________________
    b) ______________________________________

32. Los anficitos son:
    a) neuronas centrales
    b) células neurogliales periféricas
    c) neuronas periféricas
    d) células neurogliales centrales

33. Confeccione el cuadro sinóptico de terminaciones nerviosas (receptores y efectores)

LAS ASOCIACIONES CELULARES

Guía Nº 15
Tejidos musculares

Para trabajar con el auxilio de texto/s de apoyo (dentro y/o fuera del teórico-práctico, individual y/o grupalmente).

1. (V - F) El tejido muscular es una asociación de fibrocélulas (miocitos-fibras) especializadas para la contracción.

2. (V - F) Las fibras musculares son elementos vivos.

3. Clasifique el tejido muscular morfológica y funcionalmente y correlacione ambas clasificaciones.

4. ¿Por qué el miocito estriado esquelético tiene núcleos múltiples y cuál es la importancia funcional de ello?

5. ¿Por qué se visualizan al MO algunos núcleos centrales en el corte longitudinal de miocitos estriados esqueléticos?

6. Explique a qué se deben las estriaciones longitudinales y transversales de esos miocitos.

7. (V - F) La propiedad contráctil de la fibrocélula se sustenta en las miofibrillas, resultantes de la diferenciación.

8. (V - F) Las estriaciones transversales correspondan a la miofibrilla y no a la fibrocélula.

9. Tridimensionalmente, el miocito esquelético es:
   a) prismático cuadrangular
   b) cilíndrico
   c) prismático cuadrangular muy aplanado
   d) cilíndrico muy aplanado

10. Confeccione un cuadro sinóptico con los componentes ultraestructurales (al MET) del miocito estriado esquelético.

11. El sarcolema, invisible al microscopio (a) aparece claramente detectable al microscopio (b).
    (a) ____
    (b) ____

12. Correlacione la microfibrilla óptica con los miofilamentos electrónicos y sus componentes biomoleculares.
    ....
    ....
    ....

13. De acuerdo a lo anterior:
    - La banda A posee:________________________
    - En el disco H existen: ______________________
    - El disco Z está integrado por: _________________
    - La línea M representa: ______________________
    - La banda I tiene: __________________________

14. Al corte transversal, y al MET, los miofilamentos (a) se disponen formando triángulo mientras los (b) lo hacen en hexágono.
    (a) ____
    (b) ____

15. (V - F) El sarcómero es el espacio tendido entre dos discos H vecinos.

16. Correlacione:

( ) Banda A (oscura)	A. Pertenece al REL
( ) Banda I (clara)	B. Sintetiza ATP
( ) Disco Z	C. No modifica su longitud durante la contracción
( ) Sarcolema	D. Tiene únicamente miofilamentos gruesos
( ) Cisterna terminal	E. Posee exclusivamente miofilamentos finos
	F. Lugar de origen de los túbulos en T
	G. Represente los extremos del sarcómero
	H. Pertenece al RER

17. La tríada (detectable al MET) está constituida por el (a) y las (b) en los miocitos estriados esqueléticos.
    (a) ____
    (b) ____

18. En el músculo estudiado esquelético, el túbulo T accede a la miofibrilla a la altura de (a) por eso, existen (b) tríadas por sarcómero.
    (a) ____
    (b) ____

19. Señale componentes químicos salientes del sarcoplasma.

20. (V - F) El glucógeno es una inclusión PAS positiva.

21. En el miocito estriado esquelético ocurre:
    a) exclusivamente glucólisis anaerobia
    b) únicamente respiración aerobia
    c) tanto una como otra
    d) ninguna de ellas

22. Según la opción efectuada (y si corresponde), señale el lugar de ubicación de los complejos enzimáticos necesarios.

23. Explique el crecimiento postnatal y regeneración del miocito estriado-esquelético.

24. Diferencie morfofuncionalmente fibras rojas, blancas e intermedias, aclarando así mismo, la razón de su color.

25. Enumere las vainas conectivas del músculo considerado como órgano y los elementos que lleva cada una.

26. ¿Por qué el endomisio puede faltar en muchos sectores de un corte histológico de músculo estriado esquelético?

27. Relacione núcleo-ribosomas libres y miofilamentos en el miocito estriado esquelético.

28. Aplique sus conocimientos de glucogenogénesis, glucogenólisis, glucólisis anaerobia y aerobia, transporte transmembranoso de glucosa, a la contracción muscular.

29. Secuencie los hechos (sucesos) que ocurren desde la llegada del impulso nervioso a la placa motriz hasta el desplazamiento de miofilamentos.

30. Confeccione un cuadro de diferencias y semejanzas (al MO) entre miocitos estriados esqueléticos y lisos.

31. ¿Cómo se diferencia tintorialmente el tejido muscular liso del conectivo cuando se emplean tricrómicas y cuando se usan bicrómicas?

32. ¿Cómo se diferencian morfológicamente el tejido muscular liso del estriado esquelético en los cortes transversales y longitudinales?

33. ¿A qué obedecen los distintos diámetros de los componentes de un conjunto celular muscular liso, en corte transversal?

34. Analice al MET componentes y disposiciones diferenciales entre el miocito liso y el estriado esquelético.

35. ¿Cómo se ensamblan entre sí los miocitos lisos, qué envolturas conectivas pueden detectarse (al MO y al MET) y qué medio de unión es observable al MET entre los miocitos?

36. Formas de crecimiento y regeneración postnatal de miocitos lisos.

37. (V - F) El mecanismo de contracción del miocito liso es por deslizamiento.

38. Señale la diferencia al MO y al MET entre:
    - miocito estriado esquelético y miocardio contráctil ________________
    - miocito liso y miocardio contráctil ______________________
    - miocardio contráctil y especializado ______________________

39. La contracción sincrónica del músculo cardíaco se vincula con un grupo de uniones intercelulares predominantes al MET en la porción longitudinal de las estrías escaleriformes (discos intercalares). Se trata de:
    a) zónulas ocludens
    b) fascia y mácula adherens (desmosoma)
    c) uniones comunicantes (nexo)
    d) uniones ocluyentes y adherentes

40. (V - F) Los miocitos cardíacos presentan díadas y no tríadas.

41. En las células de Purkinje (miocardio especializado), las miofibrillas se hallan desplazadas a la periferia celular:
    a) debido al acúmulo de glucógeno en la parte central
    b) a causa de un gran núcleo único y central
    c) en razón de acúmulos de lípidos en la parte central
    d) por la gran cantidad de mitocondrias en el centro de la célula

42. Ubicación y función de los gránulos del factor natriurético auricular.

43. Formas de crecimiento y regeneración del miocito cardíaco contráctil.

44. Arme secuencialmente de modo lógico los siguientes conceptos dispersos:

    Traducción ribosomas libres - miofilamentos - difusión facilitada - aminoácidos activados - ARN transferencia

45. Asocie los conceptos aislados de ambas columnas de tal modo de transformarlos en juicios correctos (concrete tantos como le sea posible)

Fascia adherens	Tríada
Miofilamentos finos	Miofilamentos gruesos
Tubulos en T (transversos)	Disco intercalar
Miosina	Disco Z
Filamentos intermedios (10 nm)	Miofibrillas

46. (V - F) Los miocitos lisos y estriados esqueléticos tienen miofilamentos finos, gruesos e intermedios.

47. Relacione producción ATP con conducción eléctrica en las células de Purkinje.

48. Cite estructura almacenadora de calcio (Ca^{++}) en los miocitos estriados y en el liso.

Guía Nº 16
Tejido linfático - inmunidad

Para trabajar con el auxilio de texto/s de apoyo (dentro y/o fuera del teórico-práctico, individual y/o grupalmente).

1. El tejido linfático es un tejido:
   a) epitelial especializado
   b) conectivo propiamente dicho
   c) epitelial modificado
   d) conectivo especializado

2. (V - F) El tejido linfático es un tejido hemocitopoyético.

3. Haga un cuadro sinóptico con los constituyentes fundamentales del tejido linfático.

4. (V - F) Las moléculas de tropocolágeno del tejido linfático (tropocolágeno 3) son idénticas a las del tropocolágeno conectivo.

5. Hipotetice sobre la posible ultraestructura y estructura de una célula sintetizadora de tropocolágeno 3. Consulte luego en su texto y compruebe (verifique) si su hipótesis era correcta o incorrecta.

6. (V - F) El retículo citofibrilar es un mero sostén laxo de las células libres.

7. Correlacione:

( ) macrófago	A. Exocitosis de muchas inmunoglobulinas (anticuerpos)
( ) plasmocito	B. Se diferencia en células plasmáticas
( ) linfocito T	C. Sintetiza tropocolágeno 3
( ) linfocito B	D. Sintetiza tropocolágeno 1
( ) célula reticular	E. Sintetiza tropocolágeno 2
	F. Se encarga del rechazo de injertos y tumores (por su citotoxicidad)
	G. Realiza endocitosis específica e inespecífica
	H. Sintetiza heparina o histamina

8. Confeccione un cuadro sinóptico de clasificación del tejido linfático.

9. Explique por qué los casquetes (coronas) foliculares aparecen al MO y con coloraciones comunes, más oscuros que la parte central del folículo linfático.
   ....
   ....
   ....
   ....
   ....

10. Los nódulos y coronas linfocitarias tienen predomino de linfocitos (a) relacionados con la inmunidad de tipo (b).
    (a) ____
    (b) ____

11. Dibuje un plasmocito en tridimensión e imagine el núcleo, también en tres dimensiones, por transparencia (tamaño, forma, posición).

12. Cite secuencialmente en un esquema: el origen, maduración (si la hubiera) y colonización de los linfocitos T y B.

13. (V - F) Los linfocitos T y B pueden distinguirse morfológicamente entre sí.

14. Explique el concepto de memoria inmunológica aplicado al linfocito B.

15. (V - F) Hoy se acepta que hay clones (grupos, familias) de linfocitos preparados para cualquier tipo posible de antígenos.

16. (V - F) Los sistemas linfocitarios T y B son independientes entre sí.

17. Si ingresa al organismo una bacteria:
    - ¿cómo actúa el sistema macrófagico, antes y después del contacto de la bacteria con los linfocitos?
    - ¿qué sistema linfocitario reacciona frente a la agresión bacteriana?

18. Cuál de estos mecanismos es inespecífico como sistema defensivo:
    a) ácido clorhídrico
    b) linfocito B
    c) estereocillas
    d) linfocitos T

Las asociaciones tisulares

Guía Nº 17
Órganos linfáticos

Para trabajar con el auxilio de texto/s de apoyo (dentro y/o fuera del teórico-práctico, individual y/o grupalmente).

TIMO

1. (V - F) El timo está rodeado por una cápsula conectiva que emite tabiques y lo divide en lobulillos.

2. (V - F) Cada lobulillo tímico presenta una zona cortical y otra, medular.

3. La célula reticular tímica tiene (TACHE LO QUE NO CORRESPONDE)
   a) Citoplasma con prolongaciones originales - con prolongaciones no originales
   b) Características epitelial-conectiva
   c) Capacidad para sintetizar tropocolágeno 3 (SI/NO)

4. Establezca tipos y funciones de las células retículo-epiteliales

5. (V - F) El lobulillo tímico presenta una abundante trama de fibras reticulares.

6. Las células reticulares tímicas se unen entre sí por
   ....

7. (V - F) La corteza lobulillar tímica presenta linfocitos de distinto tamaño.

8. (V - F) En la corteza, los linfocitos están muy agrupados y ocultan las prolongaciones de las células retículo-epiteliales.

9. (V - F) La abundancia de centros germinativos es característica del timo.

10. Consigne:
    - Estructura, capacidad tintorial y función del corpúsculo de Hassall.

11. El corpúsculo de Hassall se localiza en:
    a) corteza lobulillar tímica exclusivamente.
    b) medular del lobulillo tímico únicamente.
    c) en ambas zonas lobulillares.
    d) en ambas zonas y en otros órganos linfáticos.

12. Considerando zona cortical, límite córtico-medular y zona medular de un lobulillo tímico, haga un esquema de su irrigación marcando en rojo (arteriolas), en verde (capilares), en naranja (vénulas postcapilares) y en azul (venas).

13. Concluya, a partir del ítem anterior, tipo de irrigación de la corteza.
....
....
....

14. Se sabe que las macromoléculas difícilmente pasan de los vasos sanguíneos al parénquima cortical:
    a) denomine la estructura que impide tal pasaje.
    b) clarifique el o los componente/s ultraestructura/es que explica/n dicha propiedad.
    c) puntualice la importancia funcional de esa estructura.

15. El timo presente vasos linfáticos:
    a) aferentes y eferentes.
    b) sólo aferentes.
    c) únicamente eferentes.
    d) que no tienen relación alguna con su circulación funcional.

16. Enuncie la función tímica.

17. Los linfocitos pre-T llegan al timo por vía (a) y se originan en la (b).
    a) ____
    b) ____

18. Los linfocitos pre-T que llegan al timo se dividen y acumulan en la:
    a) parte superficial de la corteza.
    b) parte profunda de la corteza.
    c) médula.
    d) corteza y la médula.

19. (V - F) La proliferación de linfocitos tímicos es independiente del contacto con antígenos.

20. Los linfocitos T maduros pasan del timo a la circulación sanguínea por:
    a) los capilares de la corteza superficial.
    b) las vénulas postcapilares.
    c) los capilares medulares.
    d) las vénulas medulares.

21. (V - F) Los linfocitos T tienen un período de vida media corto.

22. ¿A qué se llama educación timocítica y que sustancias la promueven?

GANGLIO LINFÁTICO

1. Haga un cuadro sinóptico de órganos linfáticos centrales (o primarios) y periféricos (secundarios), destacando sus elementos diferenciales y sus representantes.

2. (V - F) La cápsula y las trabéculas del ganglio linfático están formados por abundantes fibras musculares lisas.

3. Los vasos linfáticos aferentes abordan el ganglio por su cara (a) mientras los eferentes salen por su cara (b) (donde se localiza el hilio).
   a) ____
   b) ____

4. (V - F) Los senos linfáticos intraganglionares son vasos linfáticos.

5. Esquematice las zonas de un ganglio linfático y ubique en ellas las localizaciones de linfocitos B, T y plasmocitos.

6. Secuencialice la circulación linfática ganglionar.

7. Secuencialice la circulación sanguínea ganglionar.

8. (V - F) Las circulaciones funcional y nutricia del ganglio linfático son independientes.

9. Correlacione nódulos, folículos, cordones y zonas interfoliculares linfáticas con tejidos linfáticos que correspondan a cada uno específicamente.

10. (V - F) El estroma del ganglio linfático está constituido fundamentalmente por células reticulares mesenquimatosas y fibras reticulares.

11. Dibuje una vénula postcapilar en un esquema sencillo de ganglio linfático.

12. Lea en el texto células presentadoras de antígenos y establezca si en ganglio linfático existe alguna de ellas.

13. En base a sus conocimientos, precise cuál es la repercusión de una bacteria activadora del sistema T y otra del sistema B en:
    - los centros germinativos
    - la presencia de inmunoblastos y plasmocitos
    - la corteza difusa (interfolicular + paracortical)

14. Integre morfofuncionalmente médula ósea-timo y ganglio linfático en una secuencia lógica.
    ....
    ....
    ....

BAZO

1. (V - F) El bazo, como el ganglio linfático y las amígdalas, es un órgano linfático periférico (secundario).

2. Caracterice el concepto de hilio esplénico y compárelo con el correspondiente ganglionar.

3. La cápsula esplénica está formada histológicamente por la reunión de tejido conectivo de variedad (a) y tejido muscular de variedad (b).
   a) ______________________________
   b) ______________________________

4. (V - F) Exteriormente, la cápsula esplénica está revestida por una adventicia.

5. (V - F) El estroma esplénico es similar al estroma ganglionar.

6. Correlacione los conceptos anatómicos de pulpa blanca y roja con los histológicos que correspondan.

7. Esquematice un corte transversal de vaina linfática periarterial (VLPA) y de folículo de Malpighi.

8. Realice un diagrama secuencial completo de la circulación sanguínea esplénica desde la arteria esplénica a la vena homónima. Explique, asimismo, los conceptos de circulación abierta y cerrada.

9. Los capilares envainados (elipsoides, Hülse, Schweigger-Seidel):
   a) representan linfáticos eferentes
   b) están revestidos por macrófagos
   c) constituyen linfáticos aferentes
   d) están cubiertos por células retículo-epiteliales

10. Establezca semejanzas y diferencias entre senos (sinusoides) esplénicos y los de la médula ósea, desde el punto de vista ultraestructural.

11. Defina circulación nutricia y funcional en el bazo.

12. (V - F) El bazo es un órgano vital (no se puede vivir si se carece de él).

13. Relacione las funciones del bazo con su estructura histológica.

14. Los linfocitos T en el bazo se localizan histológica y fundamentalmente en (a) mientras los linfocitos B lo hacen a nivel de (b).
    a) ______________________________
    b) ______________________________

15. (V - F) Los macrófagos se ubican preferentemente a nivel de pulpa anatómica.

16. Integre morfofuncionalmente médula ósea-timo-bazo.
    ....
    ....
    ....

AMÍGDALAS

1. (V - F) Las criptas amigdalinas son invaginaciones epiteliales.

2. En las estructuras amigdalares, se asocian dos tejidos (a) y (b)
   a) ____
   b) ____

3. (V - F) Las amígdalas son órganos linfáticos periféricos (secundarios).

4. Ubique linfocitos T y B a nivel de las distintas amígdalas (faríngeas, lingual, palatina) del anillo de Waldeyer.

5. Integre morfofuncionalmente médula ósea-timo-amígdala.

INTEGRACIÓN LINFÁTICA

Confeccione un cuadro (tabla) de doble entrada, colocando en horizontales los distintos órganos linfáticos y en verticales, los siguientes ítems:
a) Presencia de células retículo-epiteliales
b) Existencia de células reticulares mesenquimatosas
c) Fibras reticulares (SI-NO)
d) Presencia de nódulos y folículos
e) Existencia de corteza y médula
f) Localización de linfocitos B
g) Ubicación de linfocitos T.
h) Circulación funcional
i) Circulación nutricia

Haga a partir de los anterior el diagnóstico diferencial entre los diferentes órganos linfáticos.

LAS ASOCIACIONES TISULARES

Guía Nº 18
Sistema cardiovascular

Para trabajar con el auxilio de texto/s de apoyo (dentro y/o fuera del teórico-práctico, individual y/o grupalmente)

1. Cite desde el interior hasta el exterior, las tres capas del corazón:
   a) ____________________
   b) ____________________
   c) ____________________

2. La capa más interna se denomina (a) y está constituida histológicamente por (b)
   a) ____________________
   b) ____________________

3. (V - F) Las hojuelas valvulares son pliegues recubiertos de endotelio y centradas a modo de eje reforzador, por tejido conectivo denso.

4. Las hojuelas valvulares se nutren:
   a) por la arteria pulmonar
   b) por la arteria aorta
   c) a partir de las arterias coronarias
   d) por difusión desde la sangre intracardíaca

5. Acerca de los armazones fibrosos cardíacos, considere:
   - concepto (qué son):
   - localización (dónde se ubican):
   - constitución histológica básica:
   - función (qué utilidad prestan):
6. Las preguntas sobre ambos tipos de miocardio y sus variedades deben repasarse en el texto-base.

7. La capa externa cardíaca se denomina pericardio.
   Comprende dos hojas ____________________ y ____________________ separadas por un espacio virtual (la cavidad pericárdica). Ambas hojas, desde el punto de vista histológico, están constituidas básicamente por______________.

8. Establezca continuidades entre las capas del corazón y los vasos (arterias y venas) que salen y llegan a él.

9. (V - F) La macrocirculación (macrovasculatura) está representada por arteriolas, capilares y vénulas y vinculada con el intercambio de materiales.

10. Diseñe un cuadro de doble entrada que establezca diferencias y semejanzas entre arterias de gran, mediano y pequeño calibre en los ítems que se detallan: **capas y constituyentes histológicos de ellas, funciones de esas arterias y pertenencia a macro o microvasculatura (circulación).** Una vez confeccionado el cuadro, subraye las diferencias fundamentales.

11. Las arterias:
    a) se nutren exclusivamente de su vasa vasorum
    b) se nutren únicamente por difusión desde la luz
    c) se nutren por mecanismo mixto (b+a)
    d) no requieren circulaciones nutricias

12. Lea esfínteres pre-capilares en el texto. Luego complete estos ítems encolumnados:
    - sinónimo
    - definición
    - estructura histológica al MET
    - función

13. ¿Qué relación encuentra entre su función y la estructura histológica (esto es, qué elemento/s histológico/s puede/n tener gran trascendencia para su función)?

14. Realice un cuadro de doble entrada de los capilares (descriptos al MET) rescatando del texto: calibre-ultraestructura (endotelio, membrana basal y adyacencias)-función. Confeccionado el cuadro, marque las diferencias fundamentales que usted estime conveniente recordar.

15. (V - F) Los canales preferenciales son idénticos a las anastomosis arterio-venosas.

16. Diferencie endocitosis (pino y fagocitosis) de trascitosis.

17. ¿Qué diseño estructural estaría mejor adaptado al pasaje de células a través de un capilar? ¿Y al pasaje de macromoléculas? ¿Y para el filtrado?

18. Entre vénulas post-capilares y musculares existen diferencias ultraestructurales claves que hacen a su distinta función. Señálelas.

19. Repita un cuadro de doble entrada, similar al realizado para arterias, pero referido a venas. Subraye las diferencias fundamentales. De carecer de algunos, búsquela en la bibliografía citada para el sistema vascular.

20. Dibuje un sistema porta arterial y otro, porta venoso empleando distintos colores para sus diferentes componentes. Nombre cada uno.

21. ¿Qué son los glomos?

22. Menciones dos elementos ultraestructurales en los capilares linfáticos que expliquen la entrada a ellos de moléculas proteicas y lipídicas:
    a) ____
    b) ____

23. ¿A nivel de qué vasos linfáticos se insertan los ganglios homónimos?

24. Histológicamente, los vasos linfáticos principales poseen ______________
    ____.

25. Razones que justifican el diagnóstico diferencial con el microscopio óptico y los aumentos disponibles (100/450) entre: vasos arteriales, capilares, vasos venosos y linfáticos.
    1. Busque en su texto y atlas
    2. Consulte al docente a cargo

26. Explique la razón funcional que explica el espesor de las paredes arteriales, capilares y venosas.
    ....
    ....
    ....
    ....

LAS ASOCIACIONES TISULARES

Guía Nº 19
Aparato respiratorio

Para trabajar con el auxilio de texto/s de apoyo (dentro y/o fuera del teórico-práctico, individual y/o grupalmente).

1. Haga un cuadro sinóptico que permita clasificar las vías aéreas

2. El vestíbulo nasal está tapizado por epitelio:
   a) plano estratificado
   b) cilíndrico simple
   c) seudoestritificado con cilias
   d) de transición

3. (V - F) Las fosas nasales comprenden dos zonas: (a) de mucosa olfatoria y (b) de mucosa respiratoria.

4. Esquematice una célula bipolar olfatoria.

5. Establezca ubicación, morfología y función de las glándulas de Bowman.

6. ¿En qué región nasal el aire se acondiciona en temperatura, humidificación y depuración de partículas?

7. Enuncie las estructuras histológicas que contribuyen a cada una de esas funciones (en relación a la pregunta 6)

8. Esquematice la irrigación nasal marcando las **arterias en rojo**, en **amarillo los capilares**, en **azul las venas** y en **verde las anastomosis arterio-venosas**.

9. Resuma la histología y función de los senos paranasales

10. (V - F) La nasofaringe, la trompa de Eustaquio y la amígdala faríngea están revestidas por epitelio de tipo respiratorio.

11. Cite los seis tipos celulares que comprende el epitelio respiratorio.

12. En la laringe, las cuerdas vocales verdaderas están recubiertas por epitelio (a) y las falsas por epitelio (b)

a) ____________________
b) ____________________

13. Los músculos laríngeos son de variedad:
    a) lisa
    b) estriada esquelética
    c) estriada no esquelética
    d) estriada y lisa

14. (V - F) El epitelio de la tráquea no contiene células caliciformes.

15. Las glándulas traqueales se localizan en la capa mucosa-submucosa y de acuerdo a su secreción pueden clasificarse como: serosas-mucosas-mixtas (tache lo que no corresponda).

16. El cartílago traqueal:
    a) circunvala por completo
    b) la rodea en herradura
    c) la envuelve en hélice
    d) abarca sólo los laterales del órgano

17. El cartílago traqueal se clasifica como (a) y el músculo asociado es de variedad (b)
    a) ____________________
    b) ____________________

18. (V - F) La tráquea es histológicamente superponible a los bronquios fuentes (primarios)

19. El pulmón como órgano par torácico resulta de la conjunción de:
    a) ____________________
    b) ____________________
    c) ____________________
    d) ____________________

20. Coloque la capa faltante en las estructuras que se detallan:

BRONQUIO FUENTE EXTRAPULMONAR	BRONQUIO EXTRALOBULILLAR INTRAPULMONAR
epitelio	epitelio
corion	corion
lámina elástica	____________
submucosa	submucosa
____________	cartílago
adventicia	adventicia

21. Analice la clasificación y constitución histológica de las vías aéreas intrapulmonares y correlacione:

( ) Bronquiolo terminal
( ) Conducto alveolar
( ) Bronquiolo intralobulillar P/D
( ) Bronquiolo respiratorio

A. Tiene pared alveolizada completa
B. Posee luz festoneada (ondulada) por pliegues epitelio-conectivos
C. Presenta cartílagos en placas
D. Muestra cartílago en herradura
E. Carece totalmente de músculo liso
F. Tiene pared parcialmente alveolizada
G. Hacen sus aparición las células de Clara

22. ¿Cuáles de las siguientes estructuras NO pertenece a las vías hematósicas?
    a) bronquiolo terminal
    b) bronquiolo respiratorio
    c) conductos alveolares
    d) sacos alveolares

23. (V - F) A nivel del bronquiolo respiratorio comienza la hematosis.

24. Defina hematosis

25. Cite los tipos celulares detectados al MET en tráquea e investigue cómo evolucionan en sentido distal (hacia los alvéolos) y en sentido proximal (hacia las fosas nasales).

26. Describa la constitución histológica al MET de la pared alveolar y los medios que ligan sus células epiteliales.

27. El citoplasma de los neumonocitos II presenta al MET un (a) y un Golgi muy desarrollados, así como unos cuerpos semilunares, ricos histoquímicamente en lípidos que al ser liberados constituyen la capa (b)
    a) ______________________________
    b) ______________________________

28. Precise la composición química del surfactante, su célula secretora y su efecto funcional para la respiración.

29. Existen posibles vías colaterales de circulación aérea, que además nivelarían presiones. Algunas son (a) y otras (b) se denominan senos de Lambert.
    a) ______________________________
    b) ______________________________

30. Correlacione:

( ) Neumonocitos I
( ) Neumonocitos II
( ) Células de Clara
( ) Células neumoendócrinas
( ) Macrófagos

A. Células alveolares derivadas del monocito sanguíneo
B. Células secretoras de péptidos reguladores
C. Células madres o generatrices
D. Células bronquiolares secretoras de sustancias mucolíticas

E. Células participantes del intercambio gaseoso a nivel alveolar
F. Células alveolares secretoras
G. Células olfatorias

31. La circulación nutricia en pulmón está dada por:
arteria ____________________
capilares fenestrados a nivel ____________________
vena ____________________

32. La circulación funcional en pulmón está dada por:
arteria ____________________
capilar continuo a nivel ____________________
vena ____________________

33. Mencione secuencialmente las capas que atraviesa el O_2 para llegar del alvéolo a la sangre y las que franquea el CO_2 para efectuar el recorrido inverso.

34. (V - F) El intercambio de gases alvéolo-sangre es activo.

35. Dado que la pleura es una serosa, ¿qué tejidos la constituyen?

36. ¿Cuál es la verdadera respiración? ¿La externa o pulmonar o la interna o celular?

37. La respiración mecánica tiene un movimiento (a), sustentada en las fibras (b) del conectivo.
a) ____________________
b) ____________________

38. El pulmón cumple funciones defensivas, a nivel bronquial mediante (a) y a nivel alveolar, mediante (b).
a) ____________________
b) ____________________

Las asociaciones tisulares

Guía Nº 20
Piel y anexos

Para trabajar con el auxilio de texto/s de apoyo (dentro y/o fuera del teórico-práctico, individual y/o grupalmente).

1. La piel está constituída por dos estratos:
   a) ______________________________
   b) ______________________________

2. Enumere las capas que conforman la epidermis en la piel gruesa, marcando diferencias con la piel fina.

3. Cite concepto y función de las denominadas crestas papilares (o de fricción).

4. Correlacione:

( ) presenta gránulos de queratohialina	A. Estrato basal (o germinativo)
( ) ofrece abundantes figuras de mitosis	B. Estrato córneo
( ) evidencia definida presencia de desmosomas	C. Lámina basal
( ) suele estar ausente en piel fina	D. Dermis papilar
( ) se encuentra en completo estado de queratinización	E. Estrato espinoso
	F. Estrato granuloso
	G. Lámina reticular
	H. Estrato lúcido

5. Las células del estrato basal tienen citoplasma (a) al MO y presentan abundantes (b) al MET, como resultado de su función germinativa. (cite afinidad tintorial y organoides).
   a) ______________________________
   b) ______________________________

6. Resuma el proceso de queratinización analizando la ultraestructura hasta su eliminación superficial.

7. Conceptualice queratina.

8. Ubique y describa al MO y al MET un melanocito relacionando morfología con función.

9. (V - F) Los melanocitos son células APUD.

10. (V - F) Los melanocitos son células DOPA (+).

11. Relacione un diagrama secuencial sencillo del proceso de melanización.

12. Asocie hormonas que actúen sobre la pigmentación y células glandulares endócrinas que las sinteticen y exociten.

13. Ubique y describa al MO y al MET las células de Merckel relacionando estructura con función.

14. Ubique y describa al MET las células de Langerhans, relacionando estructura y función.

15. Las células de Langerhans son:
    a) queratinocitos modificados
    b) células APUD
    c) células presentadoras de antígenos
    d) linfocitos intraepidérmicos de tipo T

16. La dermis se compone, a su vez de dos capas a) y b):
    a) ____________________
    b) ____________________

17. La más próxima al epitelio está constituída por tejido conectivo de variedad (a) y se halla exclusivamente irrigada por (b).
    a) ____________________
    b) ____________________

18. La capa profunda restante está formada por tejido conectivo:
    a) denso irregular
    b) laxo
    c) adiposo
    d) denso regular

19. (V - F) A partir de la papila dérmica se efectúa la nutrición epidérmica.

20. Conceptualice aparato músculo-pilo-sebáceo en un diagrama sencillo.

21. Consulte un esquema de pelo en corte longitudinal y establezca:
    a) (V - F) la vaina radicular externa se continúa con el epitelio epidérmico.
    b) (V - F) la vaina radicular interna se integra por capas concéntricas que experimentan queratinización.
    c) (V - F) el pelo está compuesto principalmente por queratina.

22. (V - F) El músculo eréctil de pelo es de variedad estriado esquelético.

23. Clasifique las glándulas sebáceas por su conducto excretor, su forma de adenómero y el mecanismo de su secreción.
    ....
    ....
    ....
    ....

24. Las glándulas sebáceas se localizan habitualmente:
    a) entre folículo piloso y músculo erector del pelo
    b) en la dermis profunda, separada de ambos
    c) en la hipodermis
    d) circundada por el músculo erector de pelo

25. Asocie mecanismo de secreción con forma de renovación en la glándula sebácea.

26. ¿A qué se atribuye la abundancia de zonas ópticamente vacías (aspecto cribado) en las células de las glándulas sebáceas en preparaciones procesadas para MO y coloreadas con H-E?

27. Clasifique las glándulas sudoríparas ecrinas por su conducto excretor, su forma de adenómero y el mecanismo de secreción. Complementariamente, localice a las mismas.

28. Las glándulas sudoríparas ecrinas presentan células mioepiteliales ubicadas entre (a) y (b).
    a) ____
    b) ____

29. Cite diferencias claves entre las glándulas sudoríparas ecrinas y apócrinas.

30. Confeccione un esquema sencillo de la irrigación cutánea marcando las arterias en rojo, los capilares en amarillo y las venas en azul.

31. Enumere funciones de la piel y señale las estructuras que las sustentan.

32. La hipodermis está formada por tejido (a) y por ello, cumple funciones de (b).
    a) ____
    b) ____

LAS ASOCIACIONES TISULARES

Guía Nº 21
Sistema endócrino

Para trabajar con el auxilio de texto/s de apoyo (dentro y/o fuera del teórico-práctico, individual y/o grupalmente)

1. Las glándulas endócrinas se caracterizan por:
   a) (V - F) poseer conducto excretor
   b) (V - F) exocitar hormonas que actúan sobre tejido u órgano blanco
   c) (V - F) eliminar los productos de secreción en sangre o linfa
   d) (V - F) representar sistemas cibernéticos

2. (V - F) La glándulas endócrinas están integradas exclusivamente por epitelios glandulares endócrinos.

3. Sabiendo que los productos de secreción modifican la permeabilidad de las membranas plasmáticas o modifican la velocidad de la síntesis proteica o de los procesos enzimáticos. ¿Ud. diría que actúan o no sobre procesos preexistentes?

4. (V - F) Los productos de secreción endócrinos pueden tener acción estimulante o inhibitoria.

5. En base a los ítems anteriores, defina una hormona.

6. Considerando a las hormonas como señales químicas, establezca su interacción con los receptores membranosos o citoplasmáticos según corresponda con la naturaleza química de las hormonas.

HIPÓFISIS

6. Confeccione un cuadro sinóptico donde relacione los siguientes conceptos: **adenohipófisis - pars distalis - pars nervosa - pars intermedia - pars tuberalis - infundíbulo - eminencia media - neurohipófisis**

7. Haga un cuadro a doble entrada que, en verticales, señale las hormonas producidas por la pars distalis y que en horizontales, establezca lugar de producción al MET, lugar de síntesis al MO, característica química de la hormona (proteica, glucoproteica, polipeptídica), ultraestructura dominante relacionada y lugar de acción.

8. Las neuronas hipotalámicas producen (a) que, por vía (b), llegan a pars distalis y estimulan o inhiben la secreción hormonal de sus células.
   a) ________________________________
   b) ________________________________

9. Las células cromófobas de la pars distalis serian:
   a) acidófilas o basófilas con escasos gránulos
   b) reticulares primitivas
   c) fibroblastos
   d) neuróglicas de sostén

10. Las células de la pars intermedia son células (a) BASÓFILAS-ACIDÓFILAS reactivas al PAS y producen la hormona (b) (MSH) que estimula los melanocitos epidérmicos.
    a) ________________________________
    b) ________________________________

11. Los pituicitos son:
    a) neuronas hipotalámicas
    b) células secretoras de la pars nervosa
    c) células neuróglicas de la pars nervosa
    d) fibroblastos de la pars nervosa

12. Las hormonas de la neurohipófisis son la (a) y la (b).
    a) ________________________________
    b) ________________________________

13. Las hormonas de la neurohipófisis son sintetizadas en (a) y llegan a la pars nervosa por vía (b).
    a) ________________________________
    b) ________________________________

14. Los cuerpos de Herring (visibles al MO):
    a) representan acúmulos de pituicitos
    b) son bucles de fibras amielínicas
    c) son ovillos capilares
    d) representan acúmulos de material secretorio

15. Aplique el concepto de sistema cibernético a la secreción de tirotrofina (TSH).

PINEAL (O EPÍFISIS)

16. Las células predominantes en la pineal son de dos tipos (a) y (b)
    a) ________________________________
    b) ________________________________

17. La melatonina, hormona sintetizada y exocitada por las células denominadas (a), tiene efecto (b) sobre el eje hipotálamo-hipofisiario, Su secreción es inhibida por la luz y estimulada por la oscuridad.
    a) ______________________________
    b) ______________________________

TIROIDES

18. (V - F) Los folículos son la unidad estructural y funcional de la tiroides.

19. Los folículos tiroides están formados por epitelio de variedad (a) apoyado sobre membrana basal. La cavidad folicular contiene (b).
    a) ______________________________
    b) ______________________________

20. El folículo tiroideo está formado por dos tipos celulares (a) y (b).
    a) ______________________________
    b) ______________________________

21. Las células foliculares son:
    a) siempre planas
    b) siempre cúbicas
    c) permanentemente cilíndricas
    d) variable en altura según estado funcional glandular

22. Las células foliculares presentan, al MET y de acuerdo a su función, tres organoides relevantes, tres tipos de vesículas y una especialización del borde libre. Cítelas, indicando su localización y componentes.

23. Correlacione ultraestructura con estructura en las células foliculares.

24. Esquematice una célula folicular, marque los polos apical y basal y señale congruentemente los pasos y las estructuras involucradas en su funcionamiento.

25. El coloide folicular:
    a) (V - F) es el producto de las células foliculares
    b) (V - F) representa el almacenamiento extracelular de T3 (triodo-tironina) y T4 (tetraiodo-tironina o tiroxina)
    c) (V - F) es acidófilo con H-E y positivo con PAS

26. Esquematice el sistema cibernético hipotálamo-hipófiso-tiroideo.

27. Sabiendo que el aporte insuficiente de yodo en la dieta ocasiona una disminución en la producción de T3 y T4 investigue por su interés médico.
    a) ¿en qué zonas argentinas existe carencia de yodo?

b) ¿qué trastornos produce tal carencia en los adultos y en las embarazadas (en relación con el feto)?
c) ¿cómo pueden evitarse dichos trastornos?

28. Las células C (claras o parafoliculares):
    a) (V - F) se hallan entre la membrana basal y las células foliculares, no contactando con la luz folicular
    b) (V - F) son células APUD

29. Correlacione función con ultraestructura en células C.

30. Esquematice el sistema cibernético: células C-calcio sanguíneo-osteoclasto.

PARATIROIDES

31. (V - F) La paratiroides es una glándula endócrina dominantemente folicular.

32. Mencione los tres tipos celulares claves hallados en paratiroides.

33. Correlacione función-ultraestructura-estructura en los mismos.

34. La célula (a) sería la verdadera célula parenquimatosa mientras las (b), serían modificaciones de la primera.
    a) ______________________________
    b) ______________________________

35. Esquematice el sistema cibernético: células principales paratiroideas-calcio sanguíneo-osteoclastos-intestino-riñón.

36. Integre las preguntas 30 (tiroides) y 35 (paratiroides).

SUPRARRENAL

37. Confeccione un cuadro sinóptico donde se distingan las distintas zonas de la glándula suprarrenal al MO.

38. Explique la razón de las denominaciones de las diferentes zonas corticales.

39. Tomando en cuenta las funciones de cada una de las mismas, halle elementos ultraestructurales comunes.

40. En las piezas incluídas en parafina y coloreadas con tinciones comunes (tricrómicas; H-E). las células de la capa fascicular aparecen cribadas (agujereadas) al MO. Tal aspecto le valió el nombre de espongiocitos. Dé razones para la aludida apariencia y relaciónela con su función.

41. La médula suprarrenal presenta dos tipos celulares (a) y (b):
    a) ____________________
    b) ____________________

42. ¿Cuál de ellas es cromafín, porqué y a qué se debe su denominación?

43. Localice célula/s APUD en glándula suprarrenal.

44. Esquematice la circulación sanguínea en la glándula suprarrenal.

45. Diagrame los siguientes sistemas cibernéticos:
    a) hipotálamo-hipófiso-suprarrenal
    b) potasio sanguíneo-riñón-suprarrenal

PÁNCREAS ENDÓCRINO

46. Los componentes endócrinos del páncreas se denominan (a) y predominan en la (b) del órgano.
    a) ____________________
    b) ____________________

47. Complete y marque cuál/es pertenece/n al sistema APUD:
    a) las células A (alfa) segregan ____________________
    b) las células B (beta) exocitan ____________________
    c) las células D (delta) producen ____________________
    d) las células PP secretan ____________________

48. Una de las siguientes hormonas estimula el transporte de la glucosa a través de la membrana celular en hepatocitos, adipocitos y miocitos, logrando con ello una disminución de la glucemia (concentración de la glucosa en sangre). Cítela.
    a) insulina
    b) glucagón
    c) somatostatina
    d) péptidos reguladores

49. Una de las siguientes hormonas aumenta la glucogenólisis (degradación de glucógeno) hepática y aumenta la glucemia. Menciónela:
    a) somatostatina
    b) péptidos reguladores
    c) insulina
    d) glucagón

50. Esquematice el sistema cibernético: glucemia-células A-células B.

51. Correlacione:

( ) Adenohipófisis A. Sintetiza hormona antidiurética (ADH)

( ) Paratiroides	B. Exocita hormona folículo-estimulante (FSH)
( ) Tiroides	C. Exocita y almacena hormonas en cuerpos de Herring
( ) Hipotálamo	D. Segrega una hormona que disminuye la glucemia
( ) Suprarrenal	E. Abundan las células con REL y mitocondrias de crestas tubulares y longitudinales
	F. Es una glándula endócrina vesicular
	G. Posee células acidófilas que aumentan con la edad
	H. Sintetiza melatonina

52. Considerando las glándulas hasta aquí estudiadas, correlacione su función con el tipo de capilares que posee (fenestrados comunes o fenestrados sinusoidales).

LAS ASOCIACIONES TISULARES

Guía Nº 22
Aparato genital masculino

Para trabajar con el auxilio de texto/s de apoyo (dentro y/o fuera del teórico-práctico, individual y/o grupalmente)

1. Cite órganos sexuales primarios (o gónadas) y secundarios en el hombre y explique las razones de tal denominación.

TESTÍCULOS

2. Dibuje un corte sagital de testículo donde figuren: cubierta vaginal testicular, túnica albugínea, lobulillos testiculares, tabique interlobulillares, mediastino testicular (cuerpo de Highmoro), túbulos seminíferos, túbulos rectos, rete testis (red de Haller), intersticio.

3. Ubique en un corte de tubo seminífero:
   - células mioides
   - membrana basal
   - células sustentaculares de Sértoli
   - compartimiento basal
   - compartimiento adluminal

4. Dibuje un núcleo de célula de Sértoli como se visualiza al MO.

5. Correlacione ultraestructura y función de las células de Sértoli. Para ello, enuncie funciones y asocie el o los componente/s ultraestructurales respectivos.

6. Precise el concepto de barrera hemo-testicular. Mencione otras barreras estudiadas hasta el presente.

7. Aplique sus conocimientos de meiosis a la espermatogénesis y luego, localice las distintas células en los compartimentos antedichos.

8. (V - F) Las espermatogonias proliferan por mitosis a partir de la pubertad.

9. Diferencie espermatogonias A y B desde una visión histofisiológica.

10. Confeccione una tabla (cuadro) a doble entrada colocando en horizontales las células espermatogénicas y en verticales, los ítems que se detallan: tamaño-forma nuclear-número de cromosomas-cantidad de ADN.

11. La espermiogénesis es la transformación de (a) en (b).
    a) ______________________________
    b) ______________________________

12. En un esquema sencillo de espermatozoide, ubique sus partes principales, sus componentes esenciales y las funciones respectivas.

13. La parte endócrina testicular está representada por las células (a), que secretan (b).
    a) ______________________________
    b) ______________________________

14. Dichas células endócrinas:
    a) se hallan adosadas a los túbulos seminíferos
    b) están íntimamente relacionadas con los capilares
    c) tienen conectivo denso a su alrededor
    d) poseen conducto excretor drenando en el túbulo seminífero

15. Relacione función con ultraestructura en este grupo celular endócrino.

16. Realice un esquema relacionando:
    - hipotálamo
    - hipófisis (porción y células correspondientes)
    - LH (ICSH)
    - células de Leydig
    - andrógenos
    - túbulos seminíferos: células de Sértoli-célula espermatogénicas
    - capilares
    - proteína fijadora de andrógenos
    - regulación de la producción de LH (ICSH)
    - crecimiento de la barba

17. Confeccione otro diagrama relacionando:
    - hipotálamo
    - hipófisis (porción y células correspondientes)
    - túbulos seminíferos
    - FSH
    - inhibina
    - regulación FSH

VÍAS EXCRETORAS Y GLÁNDULAS ANEXAS

18. Asocie función con ultraestructura en los conos eferentes y en los distintos sectores del epidídimo.

19. Repita lo mismo vinculando función con estructura histológica en conducto deferente.

20. Analice la capa muscular a partir de la rete testis y hasta el eyaculador inclusive.

21. Cite las glándulas anexas del aparato genital masculino.

22. (V - F) Las vesículas seminales presentan una mucosa, una bicapa muscular y una adventicia.

23. El epitelio de las vesículas seminales, de variedad (a), produce una secreción espesa, rica en (b).
    a) ____________________
    b) ____________________

24. Clasifique la glándula prostática de acuerdo a los parámetros utilizados oportunamente en epitelios glandulares.

25. El epitelio del adenómero prostático es de variedad (a) y produce una secreción rica en (b).
    a) ____________________
    b) ____________________

26. (V - F) Los cuerpos amiláceos y los calcoforitos se hallan en la luz glandular y caracterizan la glándula prostática.

27. El estroma de la próstata está formado por:
    a) tejido conectivo exclusivamente
    b) sólo por tejido muscular liso
    c) por ambos tejidos
    d) por tejido epitelial únicamente
28. Mencione el nombre de los conductos de luz festoneada que atraviesan la próstata y pueden ser detectados en una preparación al MO.

29. Reitere la comparación entre glándulas de Cowper y de Littré en la uretra masculina (ver sistema urinario).

PENE

30. En un corte transversal de pene se observa:
    a) (V - F) uretra

b) (V - F) cuerpo esponjoso
c) (V - F) ausencia de cuerpos cavernosos
d) (V - F) tejido conectivo formando tabique y albugíneas
e) (V - F) piel

31. Sintetice el tejido eréctil de los distintos componentes penianos que lo poseen.

32. (V - F) El esmegma está constituído por secreción de glándulas prepuciales y células epiteliales descamadas.

33. Complete, en esperma:
    - volumen normal eyaculado _____________
    - cantidad normal de espermatozoides: _____________
    - porcentaje normal de espermatozoides móviles: _____________ (hasta 3 horas después de la eyaculación)
    - composición del plasma seminal: _____________

LAS ASOCIACIONES TISULARES

Guía Nº 23
Aparato genital femenino

Para trabajar con el auxilio de texto/s de apoyo (dentro y/o fuera del teórico-práctico, individual y/o grupalmente).

1. Cite órganos sexuales primarios (o gónadas) y secundarios en la mujer y explique las razones de tal denominación.

OVARIOS Y TROMPAS

2. (V - F) El epitelio que reviste el ovario es germinativo.

3. Mencione las capas del ovario de la periferia al centro en un cuadro sinóptico donde resuma los constituyentes esenciales de las mismas

4. Correlacione:

( ) Ovocito primario en dictioteno circundado por células epiteliales	A. Disco prolígero (o cumulus oophorus)
( ) Zona que separa el ovocito de las células granulosas	B. Túnica pseudoalbugínea
( ) Conjunto excéntrico formado por ovocito, membrana adyacente y corona radiada	C. Folículo de De Graaf
	D. Folículo primordial
	E. Folículo secundario
( ) Banda conjuntiva subepitelial	F. Membrana pelúcida
( ) Capas concéntricas de células del estroma que rodea a determinados folículos	G. Capa granulosa
	H. Tecas

5. Diferencie folículo primordial, folículo primario, folículo secundario (vesicular o antral), folículo maduro de De Graaf.

6. Compare el nivel de desarrollo alcanzado por el ovocito y las células foliculares el día 14 del ciclo ovárico. Aplique el concepto de meiosis donde corresponda.

7. La atresia es el proceso:
   a) por el que se diferencian las tecas interna y externa
   b) que conduce a la formación del cuerpo lúteo (amarillo)
   c) que lleva a la involución (degeneración) de ovocitos
   d) que permite la regeneración de ovocitos

8. Durante la 1ª y 2ª mitad de ciclo ovárico, existen células secretoras de esteroides con elementos ultraestructurales comunes. Cite las células y puntualice tales elementos detectables al MET.

9. Señale las diferencias en duración entre los cuerpos lúteos (amarillo) de la menstruación y el embarazo.

10. Caracterice el corpus albicans.

11. Las escasas células intersticiales de la mujer secretan:
    a) progesterona
    b) andrógenos
    c) estrógenos
    d) gonadotrofina

12. Los pequeños grupos de células hiliares, a su vez, producirán:
    a) progesterona
    b) andrógenos
    c) estrógenos
    d) gonadotrofina coriónica

13. (V - F) El hilio ovárico es la zona de ingreso de vasos arteriales y nervios y de egreso de vasos venosos y linfáticos.

14. Resuma el sistema cibernético hipotalámo-hipófiso-ovárico durante ambas mitades del ciclo ovárico, estableciendo estructuras involucradas, hormonas actuantes, y efectos producidos por las mismas.

15. Realice un esquema sencillo de ovogénesis, precisando sus etapas intra y extrauterina (pre y post puberales) y aplicando al mismo sus conocimientos de meiosis.

16. Confeccione un cuadro sinóptico de los elementos básicos de la pared de la trompa uterina (de Falopio u oviducto), reseñando sus capas y constituyentes histológicos esenciales.

17. Correlacione función y ultraestructura en los dos tipos celulares epiteliales de la trompa uterina. Establezca su variación cíclica.

18. Importancia de la capa muscular en la trompa uterina.

ÚTERO

19. Anatómicamente, el útero revela dos sectores definidos
    a) ______________________________
    b) ______________________________

20. (V - F) El istmo uterino se forma durante el momento del parto.

21. Cite específicamente, de adentro hacia afuera, las tres capas de la pared corporal uterina.

22. Esquematice la capa interna, con sus estructuras básicas y sus capas integrantes. Marque su irrigación.

23. El epitelio superficial del endometrio es:
    a) plano simple
    b) cilíndrico simple con células ciliadas y secretorias
    c) estratificado de transición
    d) estratificado plano no queratinizado

24. (V - F) La lámina propia (corion) endometrial se designa estroma.

25. (V - F) El ciclo endometrial dura 28 días (término medio).

26. Las modificaciones cíclicas endometriales son producidas por dos hormonas, a) y b):
    a) ______________________________
    b) ______________________________

27. Destaque las características más significativas de las fases:
    a) proliferativa:
    b) secretoria:
    c) secretoria predecidual
    d) isquémica:

28. En la fase folicular del ciclo endometrial:
    a) (V - F) hay abundantes mitosis epiteliales
    b) (V - F) se ven glándulas "en serrucho"
    c) (V - F) existe secreción acidófila en la luz glandular
    d) (V - F) se observa gran desarrollo de las arterias espiraladas

29. El epitelio endometrial presenta al MET durante la 2ª mitad del ciclo endometrial.
    a) gran número de lisosomas
    b) mitocondrias pequeñas de localización basal
    c) un complejo de Golgi poco desarrollado
    d) una considerable acumulación de glucógeno

30. Determine los hechos que ocurren en la fase menstrual.

31. ¿Cuales de los siguientes materiales NO se elimina como parte del flujo menstrual?
    a) componentes desintegrados del estrato funcional
    b) sangre arterial y venosa
    c) secreción de glándulas uterinas
    d) fragmentos del estrato basal

32. (V - F) La menarca está marcada por el cese de las menstruaciones.

33. El miometrio:
    a) (V - F) Tiene numerosas capas poco definidas
    b) (V - F) Está formado por músculo estriado esquelético

34. El útero está recubierto exteriormente tanto por (a) como por (b) según el sector (mencione las respectivas capas).
    a) ____
    b) ____

35. Resuma la constitución histológica del cuello uterino al MO y al MET.

36. (V - F) El endocérvix presenta pliegues que semejan glándulas.

37. (V - F) El pasaje histológico del epitelio endocervical al exocervical es progresivo.

38. ¿Qué variaciones sufre el moco cervical durante el ciclo menstrual y qué valor funcional tiene?

VAGINA

39. Describa sucintamente la histología de la pared vaginal.

40. Valor y método de realización de la citología exfoliativa en general.

41. Concepto, valor y método del colpocitograma en particular.

42. En la mitad del ciclo (alrededor del día 14). ¿Qué células espera encontrar en un estudio de células vaginales? ¿Y en el día 26?

GENITALES EXTERNOS

43. Describa brevemente los elementos claves histológicos en los genitales externos femeninos.

44. Clasifique por conducto excretor, forma de adenómeros y tipo de secreción a las glándulas de Bartolino. Correlacione estructura-función.

INTEGRACIÓN FISIO-MORFOLÓGICA

45. Relacione en un diagrama y durante el día 13 de una mujer con ciclo 28/5: hipotálamo-adenohipófisis-ovario-endometrio-endocérvix-epitelio vaginal. Marque las estructuras involucradas en cada sector.

GLÁNDULA MAMARIA

46. Cite los dos estadios histofisiológicos posibles en la glándula mamaria de una mujer adulta normal.

47. Señale los elementos histológicos básicos hallados en cada uno de ellos.

48. La presencia de lobulillos con conductos excretores, tabiques interlobulillares, tejido adiposo y conductos extra (inter) lobulillares definidos caracterizan a la mama (a). A su vez, la existencia de alvéolos con secreción y escasos tabiques, resulta propio de la mama (b) (mencione los respectivos estadios).
    a) ______________________________
    b) ______________________________

49. (V - F) Macrófagos, linfocitos, plasmocitos y fibroblastos son constituyentes habituales del tejido conectivo intralobulillar mamario.

50. Las células mioepiteliales se hallan localizadas entre (a) y (b).
    a) ______________________________
    b) ______________________________

51. ¿Cuál de las siguientes características de las células miopiteliales es verdadera?
    a) son responsables de la erección del pezón
    b) recubren a los conductos galactóforos
    c) responden al estímulo de la prolactina
    d) son células contráctiles no sarcoméricas

52. Durante la lactancia, el epitelio alveolar es:
    a) cúbico simple
    b) cilíndrico simple
    c) cilíndrico pseudoetratificado
    d) estratificado plano

53. ¿Cómo diferencia histológicamente al MO un corte de glándula mamaria en lactancia de uno de tiroides? ¿Y de uno de próstata?

54. Describa la secreción de lípidos y proteínas en la mama en lactancia, estableciendo ultraestructura correspondiente y mecanismos de secreción.

55. Marque la/s hormona/s que:
    - desarrolla/n los conductos mamarios ____________________
    - desarrolla/n los alvéolos mamarios ____________________
    - produce/n la leche ____________________
    - determina/n la eyección láctea ____________________

56. Describa la estructura histológica de la glándula mamaria:
    - en la niñez

- en la pubertad
- en la mujer adulta no embarazada
- en la mujer adulta lactante
- en la mujer adulta post lactancia
- en la postmenopausia

57. Conceptos básicos elementales de constitución histológica del conducto galactóforo, aréola mamaria y pezón.

58. (V - F) La piel del pezón se halla ricamente inervada.

59. Señale la importancia fisiológica de la respuesta anterior.

LAS ASOCIACIONES TISULARES

Guía Nº 24
Aparato urinario

Para trabajar con el auxilio de texto/s de apoyo (dentro y/o fuera del teórico-práctico, individual y/o grupalmente)

1. Dibuje un corte frontal de riñón indicando: corteza-columnas renales (de Bertin)-rayos medulares (pirámides de Ferrein)-pirámides renales (de Malpighi)-seno renal-cálices menores y mayores-pelvis renal-cápsula-lóbulo-lobulillo.

2. El túbulo urinífero está integrado por (a) y (b).
   a) ______________________________________
   b) ______________________________________

3. Mencione los componentes del nefrón señalando su ubicación cortical y medular respectivamente.

4. Confeccione un cuadro sinóptico con los integrantes del corpúsculo renal al MO y al MET.

5. Realice un diagrama secuencial de la circulación en un corpúsculo renal.

6. Los podocitos:
   a) forman parte de la hoja parietal de la cápsula de Bowman
   b) integran el mesangio intraglomerular
   c) conforman la hoja visceral de la cápsula de Bowman
   d) constituyen el mesangio extraglomerular

7. El endotelio de los capilares glomerulares es:
   a) del tipo de los sinusoides venosos con hendiduras
   b) común sin fenestraciones
   c) común con fenestraciones pequeñas y muy diafragmadas
   d) común con fenestraciones grandes y poco diafragmadas

8. Relacione función con ultraestructura en corpúsculo renal

9. Mencione, de manera ordenada y secuencial, los distintos componentes de la barrera de filtración desde la sangre hasta el espacio de Bowman.

10. Elija la opción correcta en las siguientes afirmaciones:
    (V - F) El riñón fue estructurado para mantener el equilibrio del medio interno.
    (V - F) El riñón mantiene el equilibrio del medio interno porque posee determinada arquitectura funcional.
    (V - F) La región mesangial intraglomerular está formada exclusivamente por células.

11. Subraye los compuestos que NO atraviesan la barrera de filtración en condiciones habituales:
    agua-glucosa-eritrocitos-aminoácidos-sodio-proteínas de pm = 70 000 - proteínas con pm mayor a 70 000.

12. Confeccione un cuadro (tabla) de doble entrada donde relacione los distintos componentes del túbulo urinífero con su función saliente, su ultraestructura y estructura sucintas y su localización.

13. (V - F) El ribete en cepillo es una especialización del borde libre celular característico de los túbulos distales.

14. Asocie función con ultraestructura en túbulos proximales.

15. La dominancia de túbulos contorneados proximales en una preparación:
    a) se debe a que los glomérulos y túbulos distales se alteran durante el procesamiento de la pieza.
    b) obedece a que hay más túbulos proximales que glomérulos y túbulos distales.
    c) es falsa, ya que tal predominio no existe.
    d) responde a que cada túbulo proximal contorneado es tomado varias veces por el mismo corte.

16. ¿Qué tipo de especialización de la membrana plasmática abunda en los túbulos nefrónicos, explica la poca nitidez de los límites intercelulares al MO y funcionalmente sustenta el transporte iónico? ¿En qué otros órganos y estructuras halló usted disposiciones semejantes?
17. Relacione la abundancia basal de mitocondrias en el túbulo proximal con la repuesta anterior.

18. (V - F) El asa delgada en la medular interna es propia de los nefrones yuxtamedulares.

19. Establezca hechos que diferencian al MO cortes de asa delgada y de capilares sanguíneos en medular interna.

20. Correlacione función con ultraestructuras en asa delgada.

21. Mencione los componentes del túbulo distal.

22. (V - F) La porción recta del túbulo distal se denomina también asa gruesa de Henle.

23. Caracterice mácula densa.

24. Diferencie túbulos contorneados distales y proximales al MO.

25. El túbulo contorneado distal al MET:
    a) carece de interdigitaciones laterales
    b) evidencia ribete en cepillo
    c) muestra microvellosidades pero no ribete en cepillo
    d) no posee mitocondrias

26. Subraye los componentes del aparato yuxtaglomerular entre los que se reseñan: **capilares fenestrados - mesangio extraglomerular - mesangio intraglomerular - arteriola aferente - arteriola eferente - cápsula de Bowman - asa de Henle - mácula densa - tubo colector**

27. Ubique las células yuxtaglomerulares y correlacione en ellas función con ultraestructura.

28. Cite dos productos renales. 1: relacionado con la regulación de la presión arterial y 2: con la estimulación de los nidos rojos mieloides.
    1: ____________________________
    2: ____________________________

29. Haga un diagrama sencillo de la circulación renal de modo secuencial y con flechas.

30. Esquematice las capas histológicas detectables en la mayoría de las vías urinarias.

31. Caracterice área cribosa.

32. Caracterice el epitelio de las vías urinarias masculinas desde el cáliz menor hasta el meato urinario.

33. Repita lo antedicho en la uretra femenina.

34. Explique por qué es posible retener voluntariamente la micción siendo el músculo vesical de variedad lisa involuntaria.

35. Señale localización en el órgano, en la capa histológica y el tipo de secreción de las glándulas de Cowper y de Littré.

LAS ASOCIACIONES TISULARES

Guía Nº 25
Articulaciones

Para trabajar con el auxilio de texto/s de apoyo (dentro y/o fuera del teórico-práctico, individual y/o grupalmente)

1. Mencione los elementos constitutivos salientes de una diartrosis (o articulación sinovial) desde una perspectiva histológica

2. (V - F) El cartílago articular se halla revestido por pericondrio en su borde libre. Amplíe la respuesta de resultar necesario.

3. El crecimiento del cartílago articular es:
   a) únicamente aposicional
   b) únicamente intersticial
   c) aposicional e intersticial
   d) distinto a las variedades anteriores

4. El cartílago articular, generalmente de variedad (a) se nutre por (b) (**cite el mecanismo respectivo**).
   a) ____________________
   b) ____________________

5. Correlacione:

( ) Cápsula articular	A. Presencia de fibrocartílago
( ) Cartílago articular	B. Existencia de tejido óseo haversiano
( ) Líquido sinovial	C. Abundancia de tejido conectivo denso
( ) Menisco	D. Posee revestimiento de células secretoras
( ) Membrana sinovial y capilares fenestrados	E. Presencia de tejido óseo no haversiano
	F. Detección de monocitos y linfocitos en su composición
	G. Existencia de grupos isogénicos axiles

6. Caracterice al MET, sinoviocitos A y B. Porqué a los mismos se los denomina también M o F, respectivamente.

7. Determine funciones de los sinoviocitos.

8. Características y funciones del líquido sinovial.

9. (V - F) El líquido sinovial presenta un alto contenido de ácido hialurónico, proteínas (en cantidad semejante al plasma) y glucosa.

10. Cite los componentes de la Barrera Sinovial.

11. Describa las zonas del cartílago articular.

12. Cite las articulaciones no sinoviales. ¿Tienen movimiento?

13. (V - F) Los discos intervertebrales poseen cartílago elástico.

LAS ASOCIACIONES TISULARES

Guía Nº 26
Aparato digestivo I

Para trabajar con el auxilio de texto/s de apoyo (dentro y/o fuera del teórico-práctico, individual y/o grupalmente)

1. Confeccione un cuadro sinóptico:
   a. De los sectores constituyentes del tubo digestivo
   b. De las capas histológicas del tubo digestivo desde la luz hasta la capa más externa, citando los tejidos involucrados con sus variedades.

2. (V - F) La capa mucosa es la más externa del tubo digestivo.

3. Correlacione:

( ) mucosa	A. Sitio donde se ubica el plexo de Meissner
( ) muscular externa	B. Caracteriza al tubo digestivo
( ) serosa	C. Entre sus capas se localiza el plexo de Auerbach
( ) muscular de mucosa	D. Histológicamente conformada por mesotelio y submesotelio
( ) submucosa	E. Recubierta por epitelio de distintas variedades

4. (V - F) La adventicia reemplaza a la serosa en determinados sectores digestivos.

5. Establezca los límites de la cavidad oral y sus integrantes.

6. Complete un cuadro (tabla) de doble entrada que correlacione: **labios, mejillas, encías, paladar duro y blando** con las siguientes variables: **epitelio, corion (lámina propia), submucosa, presencia de glándulas en submucosa y tipo de las mismas.**

7. Tomando como base el cuadro del ítem anterior, responda:
   a) Zonas con epitelio estratificado
   b) Sectores que poseen submucosa y glándulas (son o no superponibles)

8. En relación con lo antedicho, busque razones funcionales para tales aspectos estructurales.

9. (V - F) La masa central de la lengua está formada histológicamente por tejido muscular liso.

10. La superficie dorsal de la lengua está dividida por el surco terminal o V lingual en una parte anterior, papilar, designada (a) y otra, posterior amigdalar, denominada (b).
    (a) ____
    (b) ____

11. Defina histológicamente una papila, estableciendo sus tejidos y variedades respectivas constituyentes.

12. Efectúe un esquema de los cuatro (4) tipos de papilas halladas en la lengua humana, encolumnando bajo cada uno de los siguientes datos: forma-localización-queratinización (+ o -) y función. Además, señale el botón gustativo, el poro gustativo y la muralla en el esquema correspondiente.

13. Los corpúsculos (botones) gustativos se ubican en el espesor de:
    a) músculo lingual
    b) epitelio de las papilas filiformes
    c) corion papilar
    d) epitelio de las papilas fungi y caliciformes

14. (V - F) Además de la lengua, hay otros botones gustativos en paladar, faringe y laringe.

15. Como ocurre en otros receptores sensoriales, los corpúsculos gustativos tienen dos tipos fundamentales de células (a) y (b). Al MET se han identificado, además, células que serían germinativas.
    a) ____
    b) ____

16. Las glándulas de Von Ebner linguales son glándulas exócrinas ramificadas, cuyos acinos (a) se hallan incluidos en el tejido muscular y cuyos conductos desembocan en el fondo del surco (b), que rodea las papilas caliciformes y foliadas.
    a) ____________________________________
    b) ____________________________________

17. Relacione ubicación y desembocadura con función en glándula de Von Ebner.

18. Relacione tipo de epitelio y presencia saliente de músculo estriado esquelético con función lingual.

19. Compare amígdala lingual con amígdala palatina y establezca diferencias capaces de explicar la menor predisposición a infecciones en las primeras.

20. Ubique linfocitos T y B en las estructuras de la amígdala lingual y precise si existen diferencias en este sentido con la amígdala palatina.

21. Resuma las funciones linguales y busque nuevamente relaciones estructurales que las explique.

22. En el ser humano, ocurren dos denticiones
    - La primera, de dientes ______ (deciduos), comprende ______ dientes totales.
    - La segunda, de dientes _______ comprende __________ dientes totales.

23. Haga el esquema de un diente y estructuras vecinas donde:
    a) Consigne esmalte, dentina, cemento, cavidad pulpar, pulpa dentaria, con ducto y orificio radicular, membrana periodóntica, hueso alveolar y encía.
    b) Diferencie componentes duros y blandos del diente
    c) Correlacione corona, cuello y raíz con esmalte, dentina y cemento.
    d) Establezca quienes constituyen el periodoncio (unidad anátomo funcional de la relación diente-maxilar).

24. Cite funciones dentales de acuerdo a que los dientes sean incisivos, caninos, premolares y molares.

25. (V - F) En la faringe, la muscular de la mucosa separa mucosa de submucosa.

26. Complete el siguiente cuadro para esófago:
    - variedad epitelial
    - corion (con presencia o no de glándulas)
    - presencia o no de muscular de la mucosa
    - submucosa (con presencia o no de glándulas)
    - variedad de muscular externa
    - presencia de serosa y/o adventicia

27. Relacione los datos estructurales reseñados con la función esofágica.

28. La línea Z-Z es una línea sinuosa, en forma de borde de hoja de sierra (de allí su nombre) detectable a simple vista y que marca la separación macroscópica esófago-estómago. Como se halla dentro de los últimos tramos esofágicos podríamos decir que histológicamente el estómago se iniciaría dentro del esófago anatómico. Desde el punto de vista histológico, el cambio epitelial esófago-estómago ¿Es abrupto o transicional? ¿Cómo se denomina?

29. La renovación del epitelio esofágico se hace a partir de las células de la capa (a) que, por ser células madres, tienen citoplasma (b) al MO y muchos ribosomas libres al MET.
    a) ______________________ ____________________
    b) ____

LAS ASOCIACIONES TISULARES

Guía Nº 27
Aparato digestivo II

Para trabajar con el auxilio de texto/s de apoyo (dentro y/o fuera del teórico-práctico, individual y/o grupalmente)

1. Si bien anatómicamente el estómago se divide en: fundus, cuerpo, antro píloro y pilórico anatómico, las regiones histológicas son distintas a saber, la:
   - región ______________ se extiende desde la línea Z-Z (cardias histológico) hasta unos milímetros dentro del estómago.
   - región ______________ abarca la casi totalidad fúndica y el cuerpo gástrico.
   - región ______________ comprende antro pilórico y píloro anatómico.
   - región ______________ se interna en la porción (bulbo) duodenal, extendiendo el estómago histológico en otra víscera vecina (como ocurre en esófago).
2. (V - F) El epitelio gástrico superficial es cilíndrico simple ciliado con células caliciformes.

3. Caracterice el epitelio de las fositas gástricas y establezca similitud o diferencia con el superficial.

4. Cite tinción/es específica/s para las células del epitelio superficial y de las fositas. Correlacione su respuesta con los hallazgos al MET en dichas células.

5. Sabiendo que en el fondo de las fositas gástricas desembocan glándulas de adenómero tubuloso compuesto, considere en las regiones mencionadas en ítem (1):
   - profundidad y aspecto de la cripta (fosa y fovea)
   - aspecto de los adenómeros tubulares (recto, tortuosos, etc.)
   - tipos celulares identificados en los distintos sectores de los adenómeros (cuello, cuerpo y fondo)
     - células generatrices
     - células mucosas
     - células principales (basófilas, adelomorfas, pépticas. zimogénicas, centrales)
     - células accesorias (acidófilas u oxífilas, delomorfas, clorhídricas, parietales o bordeantes)
     - células endócrinas (APUD)
   - si los adenómeros atraviesan o no la muscular mucosa
   - conductos excretores

6. Describa una célula parietal y una central (principal) al MO y realice relaciones con el MET y su función (siga la secuencia función: MET-MO).

7. (V - F) Las células parietales se ubican por fuera de la membrana basal de las glándulas donde se alojan.

8. Deduzca, a partir de sus conocimientos citológicos previos, la posición de los gránulos secretorios y la orientación de la cara cóncava (madura) del complejo de Golgi en las células endócrinas (APUD).

9. Cite dos hormonas secretadas por dichas células.

10. (V - F) La lámina propia (corion) gástrica está integrada por tejido conectivo denso.

11. Puntualice un hecho que sea similar entre submucosa esofágica y submucosa del píloro histológico.

12. Explique la razón funcional que avala una muscular externa gástrica de tres capas (interna oblicua, media circular y externa longitudinal) en el estómago.

13. Describa la histología del píloro anatómico y la del píloro histológico.

14. (V - F) El estómago se halla exteriormente recubierto por una adventicia.

15. Una mucina espesa, rica en bicarbonato, protectora, es secretada por las células (a) mientras otra, también protectora pero fluída, es secretada por las células (b).
    a) ____________________________________
    b) ____________________________________

16. La digestión (o degradación) de los nutrientes orgánicos alimentarios se hace merced a dos mecanismos fundamentales: mecánicos y químicos. Analice, a partir de su texto base, los fenómenos químicos y motores de manera sencilla y bríndeles el correspondiente sustento estructural.

17. Asocie de modo lógico, y desde el punto de vista funcional la secuencia: **masticación-gustación-tránsito esofágico-digestión gástrica** y relaciones los hechos funcionales con sustratos estructurales.

18. Cite dos (2) ventajas de la acidez gástrica.
    ....
    ....

LAS ASOCIACIONES TISULARES

Guía Nº 28
Aparato digestivo III

Para trabajar con el auxilio de texto/s de apoyo (dentro y/o fuera del teórico-práctico, individual y/o grupalmente)

1. Las válvulas conniventes, de Kerkring o placa circular:
   a) (V - F) Son evaginaciones submucosas.
   b) (V - F) Predominan en íleon y duodeno.
   c) (V - F) Aumentan sustancialmente la superficie de absorción.
   d) (V - F) Son visibles a simple vista y al MO.

2. Las vellosidades intestinales son:
   a) evaginaciones mucosas visibles al MO y MET
   b) invaginaciones epiteliales visibles al MO solamente
   c) evaginaciones mucosas sólo detectables al MET
   d) invaginaciones epiteliales visualizadas sólo al MET
3. Esquematice una vellosidad al MO cortada longitudinalmente y coloque las siguientes referencias: **célula absorbente-chapa estriada-zona de la membrana basal-capilares sanguíneos-quilífero central-músculo de Brücke-tejido conectivo laxo con linfocitos.**

4. En el fondo de las glándulas de Lieberkühn, existen dos tipos celulares. Uno, es rico en ribosomas libres al MET y otro, tiene ultraestructura secretora de proteínas y es rico en zinc. Cítelas.
   a) ______________________________
   b) ______________________________

5. Mencione el nombre de las siguientes células detectables al MET en las vellosidades y cuyos antecesores se hallan en las glándulas de Lieberkühn:
   Célula secretora de glucoproteínas ______________________________.
   Célula con microvellosidades cortas y de igual altura, centradas por microfilamentos______________________________.
   Célula, secretora de péptidos reguladores ______________________________.

6. Los enterocitos están unidos por complejos unitivos. Estos están formados por:
   a) zónula ocludens, adherens y unión nexo
   b) desmosomas y unión nexo
   c) zónula ocludens y adherens

d) zónula ocludens, adherens y desmosomas

7. Clasifique las glándulas de Brünner por su conducto, su adenómero, su secreción. Ubíquelas en intestino delgado y enuncie sus funciones.

8. Diferencie al MO una vellosidad cortada transversalmente de una glándula de Lieberkühn seccionada de igual forma.

9. Ubique por sector intestinal y capa histológica la placa de Peyer. Localice en ella los linfocitos T y B.

10. Recuerde que se denomina domo a saliencias en cúpula del epitelio del íleon producidas por nódulos o folículos linfáticos ubicados en el corion. A nivel de esa cúpula prácticamente no existen vellosidades, en cambio entre domo y domo pueden visualizarse algunas. En pleno domo (cúpula), entre las células absorbentes epiteliales se intercalan otras con microvellosidades y que endocitan macromoléculas. Son las células M.
¿Sabe usted en qué grupo de células puede ser clasificada?

11. Señale, de mayor a menor tamaño, las formaciones que aumentan la superficie de absorción a nivel del yeyuno:
a) ____________________________
b) ____________________________
c) ____________________________

12. Repase los mecanismos de transporte transmembranoso y adjudique el que corresponda al agua, los iones, los aminoácidos, los monosacáridos, los ácidos grasos y las proteínas.

13. Enuncie las funciones salientes de los tres sectores del intestino delgado.

14. Repase capilares fenestrados y capilares linfáticos al MET y aplique estos conocimientos a la vellosidad intestinal y su función.

15. (V - F) En el glucocáliz de los enterocitos existen enzimas digestivas.

16. (V - F) Las células caliciformes aumentan en sentido distal desde duodeno hasta recto inclusive.

17. El intestino grueso presenta:
a) únicamente vellosidades
b) sólo glándulas de Lieberkühn
c) ambas formaciones
d) ninguna de ellas

18. Dibuje un trozo de mucosa de intestino grueso y ubique las células que se detallan: absorbentes-caliciformes-germinativas-enteroendócrinas.

19. En el intestino grueso, existe una capa histológica incompleta, formada por tres cintas denominadas (a). Dicha capa es la (b).
    a) ______________________________
    b) ______________________________

20. Caracterice sacos y haustras y apéndices epiploicos.

21. Describa detalladamente el apéndice cecal o vermiforme.

22. Cite sectores inmunitarios en el intestino grueso.

23. Listadas las siguientes funciones, coloque sobre la línea la parte del colon donde se realizan:

____________________________	____________________________
MATERIAS FECALES LIQUIDAS (AMORFAS)	MATERIAS FECALES SOLIDAS (FORMES)

24. En la línea ano-rectal histoembriológica, el epitelio cilíndrico simple rectal se transforma de modo TRANSICIONAL/ ABRUPTO (a) en epitelio de variedad (b), propio del conducto anal.
    a) ____
    b) ____

25. (V - F) La muscular de la mucosa caracteriza al conducto anal.
26. El esfínter involuntario es de tejido muscular de variedad (a) mientras el voluntario es de variedad (b).
    a) ____
    b) ____

27. Caracterice células APUD abiertas y cerradas al MET.

28. Nombre tres hormonas segregadas por las células APUD en el tubo digestivo.

29. Siga una molécula proteica desde su ingestión hasta su digestión. Analice sintéticamente su digestión gástrica e intestinal, su absorción parcial en el intestino delgado y suponga que el resto se digiere complementariamente en el intestino grueso. Cite cuando corresponda las estructuras histológicas conexas.

LAS ASOCIACIONES TISULARES

Guía Nº 29
Aparato digestivo IV

Para trabajar con el auxilio de texto/s de apoyo (dentro y/o fuera del teórico-práctico, individual y/o grupalmente)

1. Haga un cuadro sinóptico de las glándulas salivales menores y mayores y establezca en él sus respectivas localizaciones.

2. Realice un cuadro (tabla) de doble entrada donde se consideren las tres glándulas salivales mayores, los ítems que se detallan:
   - tipo de glándula según su conducto excretor y adenómero.
   - tipo de conductos intralobulillares y características diferenciales.
   - características de los conductos extra (inter) lobulillares.
   - nombre de los conductos de desembocadura oral.

3. Sabiendo que las parótidas segregan fundamentalmente proteínas (ADNasa, ARNasa, peroxidasas, ptialina o amilasa salival) y las restantes, mucinas (glucoproteínas), efectúe las correspondientes relaciones ultraestructurales y estructurales.

4. Relacione la estriación detectable al MO en los conductos del mismo nombre con la ultraestructura que lo justifica.
5. Vincule la antedicha ultraestructura con la función, en estos conductos.

6. Enuncie funciones de la saliva.

7. Conociendo que los acinos pancreáticos segregan:
   a) enzimas proteolíticas (tripsinógeno, quimiotripsinógeno, carboxipeptidasa y elastasa, todas inactivas hasta su activación intestinal).
   b) nucleoproteolíticas (ADN y ARN-asas).
   c) lipolíticas (lipasa, colesterolesterasa y fosfolipasa).
   d) glucolíticas (amilasa pancreática)

   Deduzca su ultraestructura (al MET) y su estructura (al MO).

8. Describa células centroacinosas y su función.

9. Confeccione un cuadro de doble entrada donde difieren parótida de páncreas en los ítems que siguen: lobulillos definidos o no, presencia o no de células mioepite-

liales, conductos intercalares, presencia de sector endócrino, respuesta a estímulos nervioso y/u hormonales.

10. Siga el epitelio de los conductos excretores de salivales mayores y páncreas hasta su desembocadura y concluya sobre características comunes a extraer de su comparación.

11. Esquematice las tres clases de lobulillos hepáticos y explique su importancia.

12. Haga un diagrama de hepatocito al MET y relacione sus funciones con los elementos ultraestructurales esquematizados.

13. Revea capilar sinusoide en el lugar correspondiente y aplique lo analizado a los capilares hepáticos.

14. Represente en un diagrama secuencial sencillo las circulaciones hepáticas nutricia y funcional y precise en él, el sistema porta.

15. Las circulaciones nutricia y funcional:
    a) no se ponen en contacto.
    b) se reúnen en la vena central del lobulillo.
    c) se mezclan en el capilar sinusoide.
    d) se ponen en contacto en la vena cava inferior.

16. El espacio de Disse separa:
    a) capilar sinusoide de lámina hepatocítica.
    b) capilar sinusoide de vena porta.
    c) lámina hepatocítica de espacio porta (de Kiernan).
    d) lámina hepatocítica de capilar biliar.

17. (V - F) El espacio de Disse es el sitio primario de formación de linfa hepática.

18. Caracterice un espacio portal de Kiernan, estableciendo sus constituyentes y explicitando su importancia en los conceptos de lobulillos hepáticos.

19. ¿Dónde se ubican las fibras reticulares hepáticas y cuál es su trascendencia médica?

20. (V - F) El capilar biliar se halla entre dos hepatocitos vecinos.

21. Cite especializaciones de la superficie celular detectables en el espacio de Disse y el capilar biliar, al MET.

22. La luz de los capilares biliares está separada del resto del espacio interhepatocítico por tres tipos de uniones. Márquelas entre las cuatro que siguen: desmosoma-nexo (comunicante)-ocluyente-zónula adherens.

23. Nombre secuencialmente las vías biliares desde el capilar biliar hasta la desembocadura duodenal.

24. Enuncie funciones hepáticas y vuelva a relacionarlas con la ultraestructura del hepatocito.

25. Efectúe una descripción histológica breve, de la vesícula biliar.

LAS ASOCIACIONES TISULARES

Guía Nº 30
Órganos de los sentidos

Para trabajar con el auxilio de texto/s de apoyo (dentro y/o fuera del teórico-práctico, individual y/o grupalmente)

OJO

1. Teniendo en cuenta que el estudio del ojo exige considerar la continuidad de las capas (esto es, analizar con qué se continúa cada componente de cada capa a lo largo del ojo), complete las capas faltantes, en sentido ántero-posterior.

   A) Túnica externa (fibrosa)
      a) ______________________________
      b) Limbo esclero-corneal
      c) ______________________________

   B) Túnica media (vascular)
      a) ______________________________
      b) ______________________________
      c) coroides

   C. Túnica interna (nerviosa)
      a) ______________________________
      b) ______________________________

2. (V - F) La córnea es vascular.

3. (V - F) La córnea está ricamente inervada.

4. Señale la trascendencia funcional de las dos respuestas correctas anteriores.

5. La córnea tiene desde afuera hacia adentro, cinco capas:
   a) ____________________ que se continúa con ____________________.
   b) ____________________ que se continúa con ____________________.
   c) ____________________ que se continúa con ____________________.
   d) ____________________ que se continúa con ____________________.

6. (V - F) La esclerótica es fibrosa, opaca, vascular y macroscópicamente blanca (por su riqueza colágena).

7. Relacione estructura-función en córnea y esclerótica.

8. Señale ordenadamente los componentes histológicos del iris (de adelante hacia atrás).

9. (V - F) La pupila es el elemento donde radica el color de los ojos.

10. El cuerpo ciliar posee dos zonas: (a) o anterior y (b) o posterior.
    a) ________________________________
    b) ________________________________

11. Establezca la continuidad hacia adelante y hacia atrás del epitelio que reviste el cuerpo ciliar.

12. ¿Con qué otras estructuras se relaciona el cuerpo ciliar? ¿Cuál es su función?

13. Establezca secuencialmente lugar de origen, circulación y reabsorción del humor acuoso. Relacione las siguientes estructuras: espacio de Fontana-conducto de Schlemm-procesos ciliares-cámara anterior y posterior, con la tarea requerida.

14. Para la formación del humor acuoso, se requiere transporte iónico ¿Qué estructura espera hallar en el epitelio donde se genera?

15. ¿En qué otros sectores de la economía halló algo semejante?. Subraye los correctos: **conducto de Wirsung - conductos estriados salivales - bronquiolos terminales - epitelio superficial gástrico - glándulas de Lieberkühn - túbulos renales - epitelio vesical - articulaciones - plexos coroideos - barrera hemoencefálica**.

16. Corrobore en el texto si es correcto que la coroides está integrada de adentro hacia afuera por las siguientes capas:
    (a) lámina de Bruch
    (b) capa de los pequeños vasos (coriocapilar)
    (c) capa de los grandes vasos
    (d) lámina supracoroidea

    Corrija los elementos incorrectos, de resultar necesario, y relacione la respuesta correcta con la función coroidea.

17. Concepto de ora serrata y valor referencial para división de las capas.

18. Cite, desde afuera hacia adentro las 10 capas de la retina sensible, señale qué sucede en la mácula lútea (mancha amarilla) y la papila (punto ciego retinal) y ¿Cuál es su trascendencia funcional?

19. Al MET, el epitelio pigmentario tiene ultraestructura transportadora de iones, sintetizadora de melanina, digestiva intracelular, transportadora y esterificadora de

vitamina A (liposoluble). A modo de ejercicio integrador, cite los organoides y especializaciones de membrana que evidenciará al MET acorde con estas funciones.

20. Los conos tienen relación con la visión (a) mientras los bastones la poseen con la visión (b).
    a) ____
    b) ____

21. Analice si la ultraestructura de conos y bastones justifican esas funciones distintas.

22. (V - F) El humor vítreo sustenta su consistencia en abundancia de glucosaminoglucanos.

23. Describa brevemente la histología de las conjuntivas, los párpados y las glándulas lagrimales.

24. En resumen:
    - ¿Cuáles son las lentes del ojo?
    - ¿Cuáles contribuyen a la formación de la cámara oscura?
    - ¿Cuál transmite lo recibido por los conos y bastones al SNC?

OÍDO

25. Histología breve del oído externo.

26. Sucinta descripción histológica del oído medio y la trompa de Eustaquio.

27. (V - F) El oído interno se denomina también laberinto.

28. Existen dos tipos de laberintos: (a) y (b).
    a) ____
    b) ____

Tomando como referencia el siguiente cuadro sinóptico anatómico:

a) LABERINTO MEMBRANOSO (con endolinfa - distinta al LCR)	1. UTRÍCULO CON CONDUCTOS SEMICIRCULARES 2. SÁCULO CON CARACOL MEMBRANOSO
b) LABERINTO ÓSEO (con perilinfa - semejante al LCR)	1. COND. SEMICIRCULARES ÓSEOS 2. VESTÍBULO ÓSEO 3. CARACOL ÓSEO

Responda los siguientes interrogantes histológicos:

29. Todo el laberinto membranoso se halla revestido por epitelio (a) apoyado en tejido (b) (salvo parte del caracol membranoso).
    a) ______________________________
    b) ______________________________

30. Todas las áreas receptoras (máculas del utrículo y sáculo, crestas ampollares de los conductos semicriculares –ambas para el equilibrio–) y el órgano de Corti de la cóclea (auditivo) tienen dos tipos celulares básicos, como otros receptores sensoriales. Cítelos: (a) y (b)
    a) ______________________________
    b) ______________________________

31. (V - F) Las áreas receptoras se corresponden con engrosamientos histológicos.

32. La endolinfa se produciría en la (a) del (b), uno de los pocos ejemplos de epitelio con vasos propios.
    a) ______________________________
    b) ______________________________

EMBRIOLOGÍA

Guía Nº 31
Primeros estadios embrionarios I

Para trabajar con el auxilio de texto/s de apoyo (dentro y/o fuera del teórico-práctico, individual y/o grupalmente)

1. Enuncie los tres cambios experimentados por el espermatozoide desde su generación testicular hasta la fecundación así como sus sitios de almacenamiento en el tracto genital de la mujer:
   a) ______________________________ (en epidídimo)
   b) ______________________________ (en útero)
   c) ______________________________ (en trompa de Falopio)
   d) ______________________________ (sitios de almacenamiento)

2. (V - F) La capacitación espermatozoidal comprende 2 fases, una útero-tubaria y otra, exclusivamente tubaria.

3. Cite secuencialmente los pasos de la fecundación y establezca sus límites cronológicos.

4. Las enzimas liberadas por el espermatozoide actúan sobre los (a) que vinculan las células de la corona radiada y producen el fenómeno dehiscente conocido como (b).
   a) ______________________________
   b) ______________________________

5. Enuncie los hechos que permiten al ingreso de un solo espermatozoide al ovocito durante la fecundación: vale decir, aquéllos que evitan la poliespermia.

6. Además de los hechos referidos que ocurren a nivel superficial, el contacto espermatozoide-ovocito en metafase II desata un fenómeno interno. Cítelo.

7. Antes de la replicación del ADN, cada pronúcleo (masculino y femenino) tiene:
   a) 2n-2c
   b) 1n-1c
   c) 1n-2c
   d) 2n-1c

8. La fecundación tiene importancia en distintas facetas. Complete lo necesario al respecto en los ítems encolumnados:

- número cromosómico
- variación biológica
- sexo
- segmentación

9. (V - F) Segmentación equivale a partición celular sin aumento previo de volumen celular.

10. La migración tubaria del huevo (o cigota) se debe a:
    a) propulsión peristáltica tubaria
    b) barrido ciliar y propulsión peristáltica tubaria
    c) empuje producido por las secreciones tubarias
    d) motilidad propia del huevo (o cigota)

11. Al terminar la migración tubaria, el huevo se halla en estado de (a) (macizo de 11-16 blastómeras) y conserva aún la membrana (b).
    a) ____
    b) ____

12. (V - F) La segmentación se extiende desde la primera división del huevo hasta el blastocisto (estado cavitario de 50 a 60 células).

13. Durante la primera semana, el huevo (o cigota) se nutre:
    a) a partir de aportes sanguíneos (nutrición hemotrofa)
    b) de componentes tisulares (nutrición histotrofa)
    c) de aportes mixtos (tisulares - sanguíneos) (nutrición histo y hemotrofa)
    d) de nutrientes propios y de aportes externos secretorios (nutrición embriotrofa)

14. Esquematice el blastocisto, señale sus partes constituyentes, y tome en cuenta sus etapas (libre - adherido - en implantación).

15. El blastocisto se adhiere (fija) habitualmente al sitio correcto de implantación que es el centro de la parte:
    a) superior de la pared posterior uterina
    b) inferior de la pared posterior uterina
    c) superior de la pared anterior uterina
    d) inferior de la pared anterior uterina

16. La implantación:
    (V - F) Se completa al final de la primera semana del desarrollo.
    (V - F) Se realiza con membrana pelúcida intacta.
    (V - F) Se inicia aproximadamente el día 21 del ciclo menstrual.

17. De las dos aseveraciones que se detallan sobre la membrana pelúcida, señale su factibilidad (es probable o no que así sea) y su relación con una patología relativamente frecuente: el embarazo ectópico (embarazo producido fuera de sitio habitual):

a) Los componentes de la membrana pelúcida tienen un período de vida de 6 a 7 días (a partir de la fecundación) cumplidos los cuales se degradan.
b) Las células trofoblásticas del polo embrionario del blastocito adquieren capacidad de sintetizar y exocitar enzimas líticas que destruyen la membrana pelúcida a ese nivel (a los 6-7 días de la fecundación).

18. (V - F) Al implantarse, el diámetro del blastocisto es igual al huevo o cigota inicial (0,15 mm) de lo que se infiere que NO hubo crecimiento.

19. (V - F) El endodermo primitivo (hipoblasto) aparece al 7mo. día del desarrollo, al comenzar la implantación del blastocisto.

20. Durante la primera semana de desarrollo hay aumento de ADN, no hay síntesis de ARN (ya que el disponible era el acumulado en el ovocito) y existe fabricación de unas pocas proteínas para consumo interno (tubulina-actina). En base a lo reseñado:
    - caracterice el grado de: traducción, trascripción y autoduplicación
    - deduzca si existen nucléolos en el blastómero
    - infiera si es posible la diferenciación
    - opine que período de la interfase es el saliente
    - exponga si es factible el reparto desigual de determinantes citoplasmáticos (claves para la diferenciación)

21. (V - F) A lo largo de la primera semana del desarrollo, hay diferencias celulares entre macizo celular interno (embrioblasto) y externo (trofoblasto SIN diferenciación).

22. Hipotetice (suponga) qué pasa en una célula de la mórula que ocupa posición central (interna) cuando se la desplaza y ubica en posición periférica (externa).
    - se sigue comportando como interna (qué sugiere)?
    - se empieza a comportar como externa (qué sugiere)?

23. Correlacione la primera semana de desarrollo con:
    - semana del ciclo menstrual en que se halla teóricamente la madre
    - histología del epitelio tubario, segmentación y migración
    - histología endometrial e implantación
    - histología ovárica y mantenimiento del embarazo

24. Relacione acción de los agentes teratógenos (determinantes de anomalías) que circulan por vía sanguínea y su efecto potencial, a la luz de la forma de nutrición durante esta semana. ¿Qué sucede con los que tienen acceso por otra vía?

25. Los procesos embriológicos constan de secuencias de hechos (sucesivos y/o si-multáneos) que son efectos de determinadas causas (probables o hipotéticas). Considerando lo antedicho, resuma los hechos claves de la 1ª semana del desarrollo y establezca su/s causa/s cuando las mismas esté/n comprobada/s.

26. Realice el esquema de un calendario de cuatro semanas, tome en cuenta que la menstruación se haya producido entre los días 1 a 4 inclusive, la ovulación y la fecundación el día 14 y la primera falta menstrual el día 28. Ubique segmentación, migración tubaria, mórula, blastocisto libre, blastocisto adherido y en implantación.

27. ¿Es posible el diagnóstico de embarazo durante la primera semana del desarrollo? En caso afirmativo, explique el modo de hacerlo. En caso negativo, fundamente la respuesta.

28. Relacione el tipo de nutrición durante la primera semana del desarrollo con el carácter oligolecítico del huevo o cigota.

29. Resuma, de ahora en más y cuando corresponda de acuerdo con el conocimiento existente, los aspectos anátomo, citohisto, quimio (biología molecular) y/o fisiogenéticos relacionados con la embriología general y la especial.

EMBRIOLOGÍA

Guía Nº 32
Primeros estadios embrionarios II

Para trabajar con el auxilio de texto/s de apoyo (dentro y/o fuera del teórico-práctico, individual y/o grupalmente)

1. (V - F) La implantación que abarca sólo la capa funcional endometrial, se completa durante la segunda semana del desarrollo.

2. Secuencialice los hechos destacables en el embrioblasto y el trofoblasto durante la segunda semana del desarrollo.

3. En las siguientes capas, agregue histología, origen y actividad mitótica demostrable:
   a) epi o ectoblasto
   b) hipo o endoblasto (o endodermo primitivo)
   c) citotrofoblasto
   d) sinciciotrofoblasto
   e) membrana exocelómica de Heuser
   f) mesodermo extraembrionario
   g) amnioblastos

4. La nutrición durante la segunda semana de desarrollo es:
   a) embriotrofa
   b) hemotrofa
   c) histotrofa y hemotrofa
   d) histotrofa

5. Esquematice la doble esfera final de la segunda semana, marque el pedículo de fijación que las une y anote los diámetros de ambas (mayor 1,2 mm; menor 0,25 mm) y a partir de ella:
   a) Ubique amnioblastos, cavidad amniótica, epi o ectoblasto, endodermo primitivo (o hipoblasto), saco vitelino definitivo, hoja somatopleural del mesodermo extraembrionario, celoma extraembrionario y lámina procordal.
   b) Señale citotrofoblasto, sinciciotrofoblasto y vellosidades de esta semana.
   c) Deduzca si hubo crecimiento.
   d) Infiera por qué a esta semana Keith Moore la denomina "semana del 2".

6. Explique secuencialmente la formación de la circulación útero placentaria (o materna primitiva).

7. Explique la sucesión de acontecimientos que llevan a los sacos vitelinos primitivo y secundario (o definitivo).

8. (V - F) El saco vitelino secundario (o definitivo) resulta del estrangulamiento del saco vitelino primario.

9. Marque diferencias entre techo y piso de ambos sacos vitelinos.

10. (V - F) La cavidad de saco coriónico (o cavidad coriónica) es el celoma extra-embrionario.

11. (V - F) El corion es la pared de la cavidad amniótica.

12. El corion esta formado por:
    a) sinciciotrofoblasto exclusivamente
    b) sinciciotrofoblasto, citotrofoblasto y hoja somática del mesodermo extraembrionario
    c) sincicio y citotrofoblasto
    d) sinciciotrofoblasto, citotrofoblasto y hoja esplácnica del mesodermo extra-embrionario

13. (V - F) Al final de la segunda semana del desarrollo, aparecen bien definidas las vellosidades secundarias.

14. Respecto al pedículo de fijación, señale:
    a) cavidad de inserción:
    b) importancia del mismo:

15. Respecto a la lámina procordal, establezca:
    a) ubicación:
    b) constitución histológica:
    c) importancia futura:

16. En la segunda semana del desarrollo, hay poco aumento del ADN, escasa o nula síntesis de ARN y poca síntesis proteica. En base a ello, caracterice el grado de traducción, trascripción y autoduplicación y deduzca si hay diferenciación posible.

17. Correlacione la segunda semana del desarrollo con:
    - semana del ciclo menstrual en que se encuentra teóricamente la madre
    - histología endometrial e implantación
    - histología ovárica y mantenimiento de embarazo

18. Asocie forma de nutrición de esta semana con acción potencial de agentes teratógenos que circulan por vía sanguínea. ¿Qué pasa con los que acceden por otra vía?

19. Tomando en cuenta lo dicho en la pregunta Nº 25 de la Guía anterior y los ítems respectivos de éste, resuma los hechos claves de la 2ª semana y establezca su/s causa/s probada/s.

20. En el esquema de calendario realizado, de acuerdo a las pautas establecidas en la guía anterior, ubique: segunda semana del desarrollo y explique porqué la madre en la fecha de la primera falta menstrual puede tener una pseudomenstruación (falsa menstruación).

21. ¿Es posible el diagnóstico de embarazo durante la segunda semana del desarrollo? En caso afirmativo, explique el modo de efectuarlo y en caso negativo, fundaméntelo.

22. Esquematice del modo más sencillo posible los factores genético-moleculares que intervienen en el desarrollo de los componentes aludidos en este apartado.

EMBRIOLOGÍA

Guía Nº 33
Primeros estadios embrionarios III

Para trabajar con el auxilio de texto/s de apoyo (dentro y/o fuera del teórico-práctico, individual y/o grupalmente).

1. Secuencialice los hechos destacables en el embrioblasto y el trofoblasto durante la tercera semana del desarrollo.
2. La nutrición durante la tercera semana del desarrollo es:
   a) embriotrofa
   b) hemotrofa
   c) histotrofa
   d) histotrofa y hemotrofa

3. Señale diferencias entre las migraciones ocurridas durante la segunda semana y las que suceden durante la tercera semana, dando razones ultraestructurales a tales diferencias.

4. Explique en virtud de lo anterior, la formación de la línea primitiva y sus rebordes (labios) así como la del nódulo de Hensen y la fosa primitiva a comienzos de la tercera semana del desarrollo.

5. En el mismo sentido, explique la formación del mesodermo intraembrionario aplicando los conceptos de **convergencia-invaginacion-divergencia** de modo cronológico.

6. La gastrulación es:
   a) la aparición de la placa neural
   b) el pasaje de disco de bi a trilaminar
   c) la formación de la notocorda
   d) la detección del conducto neurentérico

7. Ordene cronológicamente los siguientes conceptos: **proceso notocordal - notocorda definitiva - conducto neurentérico** y establezca importancia del conducto neurentérico así como la histología de la notocorda definitiva.

8. ¿Dónde pueden existir restos notocordales en el adulto y por qué?

9. Tomando en cuenta los crecimientos diferenciales, explique el alargamiento del disco embrionario y la caudalización del nódulo de Hensen a partir del proceso notocordal y la notocorda definitiva.

10. Desde el crecimiento diferencial, explique también la transformación de disco embrionario circular plano (2ª semana) a piriforme plano (3ª semana) (longitud céfalo-caudal 2 mm).

11. Dé una razón que relacione las longitudes similares de la placa neural y la notocorda, establezca qué medio de unión suele vincularlas y qué acción produce la notocorda sobre la placa neural.

12. ¿Por qué se denomina placa neural?

13. Si al final de la tercera semana del desarrollo se emplean sustancias que alteran al citoesqueleto, ¿se afecta el desarrollo del surco y los pliegues neurales? Fundamente la respuesta.

14. El mesodermo intraembrionario que se halla cefálicamente a la lámina procordal se diferencia en dos sectores. Menciónelos, de acuerdo con José Hib.
    a) ____
    b) ____

15. Por su parte, el que se halla a nivel notocordal lo hace en tres sectores: (a), intermedio (gononefrótomo) y (b).
    a) ____
    b) ____

16. Uno de los anteriores da origen a los somites, que se inician en la tercera semana marcando a su manera el límite 3ª-4ª. Cítelo.

17. ¿Cómo queda el sector caudal del mesodermo intraembrionario? (Tache lo que no corresponde).
    diferenciado-indiferenciado

18. Cite dos sistemas (aparatos), cuyo desarrollo comience durante la tercera semana del desarrollo:
    a) ____
    b) ____

19. La alantoides es:
    a) una vía de comunicación entre cavidades amniótica y vitelina
    b) una línea a partir de la cual se origina el mesodermo intraembrionario
    c) una evaginación dorso-caudal del saco vitelino definitivo
    d) un sinónimo del proceso notocordal

20. Destaque la importancia de la alantoides.

21. Durante la tercera semana del desarollo, aparece otra zona de íntima reunión ecto-endodérmica, similar, a la lámina procordal. Nómbrela y ubíquela.

22. Explique la formación del celoma intraembrionario, su forma de herradura tubular y su comunicación con el extraembrionario.

23. (V - F) El celoma extraembrionario está revestido por células mesenquimatosas planas.

24. El pedículo de fijación durante la tercera semana del desarrollo:
    a) se inserta en amnios
    b) se conecta con el saco vitelino
    c) anexiona con ambos
    d) no se relaciona con los anteriores

25. Esquematice un corte transversal de vellosidades secundarias y terciarias.

26. Defina vellosidad de anclaje y envoltura (coraza) citotrofoblástica, señalando la importancia de esta última.

27. (V - F) Las vellosidades aumentan notablemente la superficie de intercambio en este momento de desarrollo.

28. Ordene cronológicamente:
    aparición de vasos intraembrionarios - comunicación vasos intra y extraembrionarios - aparición vasos extraembrionarios.

29. Explique aparición de los vasos extraembrionarios y señale la trascendencia de la stem-cell para la hematopoyesis intra y extraembrionaria.

30. Esquematice el disco embrionario:
    - A comienzos de la tercera semana, visto desde arriba y sin el techo del saco amniótico
    - A fines de la tercera semana, desde idéntica óptica
    - A fines de la tercera semana, visto en corte transversal realizado a nivel de la notocorda.

31. ¿Qué trascendencia tienen las cavidades (amniótica, vitelina) para los movimientos morfogénicos de la tercera semana del desarrollo en adelante?

32. En la tercera semana del desarrollo hay según determinados autores aumento mínimo de ADN y ARN y alta síntesis proteica. En base a ello, caracterice el grado de autoduplicación, transcripción y traducción (lectura) existente.

33. Correlacione la tercera semana del desarrollo con:
    - histología endometrial e implantación
    - histología ovárica y mantenimiento del embarazo

34. Asocie forma de nutrición de esta semana con acción potencial de agentes teratógenos que circulan por vía sanguínea. Qué acontece con los que acceden por otra vía?

35. Realice un nuevo calendario de cuatro semanas (anexo al anterior ya concretado), y ubique en él la tercera semana del desarrollo.

36. Recordando que el proceso embriológico es una sucesión de hechos que responden a causas, resuma los hechos claves de la 3ª semana del desarrollo y establezca su/s causa/s probada/s cuando sea posible.

37. Es posible el diagnóstico de embarazo durante la tercera semana del desarrollo? En caso afirmativo, detalle el modo de llevarlo a cabo y de ser negativo, fundaméntelo.

38. ¿Qué es el plan corporal básico del embrión?

39. Defina inducción y mencione algunos inductores. Señálelos cuando corresponda a lo largo de estas guías.

40. Esquematice del modo más sencillo posible los factores genético-moleculares que intervienen en el desarrollo de los componentes aludidos en este apartado.

EMBRIOLOGÍA

Guía Nº 34
Primeros estadios embrionarios IV

Para trabajar con el auxilio de texto/s de apoyo (dentro y/o fuera del teórico-práctico, individual y/o grupalmente)

1. El período embrionario se extiende temporalmente desde la (a) semana hasta la (b) semana inclusive.
   a) ______________________________
   b) ______________________________

2. Sabiendo que la cuarta semana del desarrollo es aquella durante la cual, el disco embrionario piriforme recto (longuitud máxima céfalo-caudal: 2 mm) se transforma en embrión cilíndrico (delimitado) curvo (en forma de **C**) y de aproximadamente 4 mm de longitud máxima, establezca:
   - la causa de la cilindrización (ó delimitación), partiendo de los crecimientos diferenciales
   - si hay crecimiento

3. (V - F) La línea primitiva aún forma mesodermo intraembrionario durante esta cuarta semana del desarrollo.

4. (V - F) Si bien los plegamientos son salientes en la cuarta semana, comenzaron durante fines de la tercera semana del desarrollo.

5. (V - F) La formación de los somites se limita exclusivamente a la cuarta semana del desarrollo.

6. Explique sucintamente la somitización, señalando mesodermo original, sitio de iniciación, ritmo de producción y ritmo de su avance.

7. Recopile en la bibliografía los hechos salientes que se detectan en el exterior embrionario durante la cuarta semana del desarrollo respecto de los que se detallan a continuación:
   - Estomodeo, membrana buco-faríngea
   - Proctodeo con membrana cloacal
   - Esbozos de miembros
   - Prominencia frontal
   - Placodas, procesos y fosas cristalinianas, olfatorias y auditivas

- Prominencia cardiaca
- Somitización
- Cola
- Genitales externos

8. Repita igual proceder con los siguientes sistemas: nervioso-cardiovascular-digestivo-respiratorio-urinario-genital.

9. (V - F) El tubo neural y el cierre de los neuroporos cefálicos y caudal acontecen durante la cuarta semana del desarrollo

10. El intestino primitivo proviene:
    a) de la totalidad del saco vitelino definitivo
    b) de la cavidad amniótica
    c) del atrapamiento parcial del saco vitelino definitivo
    d) del atrapamiento parcial de la cavidad amniótica

11. Defina conducto ónfalo-mesentérico.

12. (V - F) Los conductos neurentérico y ónfalo-mesentérico representan lo mismo y son denominaciones sinónimas.

13. Qué sucede durante esta cuarta semana del desarrollo con:
    - ¿Amnios?
    - ¿Alantoides?
    - ¿Saco vitelino definitivo?
    - ¿Corion?
    - ¿Cordón umbilical?
    - ¿Placenta?

14. Asocie la cuarta semana del desarrollo con:
    - Decidualización endometrial
    - Histología
    - Tapón mucoso en cuello uterino

15. Cite teratógenos capaces de afectar el embrión y sus vías de acceso.

16. En el calendario de cuatro semanas ya esquematizado, ubique la cuarta semana del desarrollo, el momento de positivización de las pruebas urinarias del embarazo y su razón.

17. En base a lo anterior, podemos decir que durante la cuarta semana del desarrollo, la madre cursa la (a) semana desde su última menstruación.
    a) ______________________________________

18. Esquematice del modo más sencillo posible los factores genético-moleculares que intervienen en el desarrollo de los componentes aludidos en este apartado.

Terminado el analisis de las cuatro primeras semanas, y destacando la importancia de la cuarta semana, clave entre el estado de disco embrionario y el embrión cilíndrico, resuelva las siguientes correlaciones integradas:

1. Correlacione:

( ) Producto de la fecundación	A. Ovocito II en metafase II
( ) Estado macizo de 16 células (nombre)	B. Huevo o cigota
( ) Estado cavitario al comenzar la implantación (nombre)	C. Mórula
( ) Comienzo de la implantación	D. Membrana pelúcida
( ) Capa glúcida que rodea al huevo (nombre)	E. Corona radiada
	F. Blastocito
	G. Primera semana
	H. Segunda semana
	I. Tercera semana

2. Correlacione:

( ) Tipo de nutrición de la 2ª semana	A. Epi o ectoblasto
( ) Células cilíndricas de ubicación dorsal en disco embrionario	B. Amnioblasto
( ) Células cúbicas de localización ventral en disco embrionario	C. Hipoblasto
( ) Inserción del pedículo de fijación en 2ª semana	D. Cavidad anmiótica
	E. Embriotrofa
	F. Saco vitelino
	G. Extraembrionario
	H. Histo-hemotrofa
	I. Intraembrionario
	J. Hemotrofa

3. Correlacione:

( ) Fosa primitiva	A. Divertículo dorso-caudal del saco vitelino
( ) Lámina procordal	B. Inicio notocondral
( ) Pared del saco coriónico	C. Asociación de trofoblasto con mesodermo extraembrionario
( ) Vellosidad terciaria	D. Celoma extraembrionario
( ) Alantoides	E. Unión ecto-endodérmica cefálica
	F. Divertículo ventro-caudal de la cavidad amniótica
	G. Unión ecto-endodérmica caudal
	H. Formación trofomesodérmica vascularizada

4. Correlacione:

( ) Sistema nervioso central	A. Eminencias (prominencias) indiferenciadas
( ) Sistema cardiovascular	B. Plexo en herradura
( ) Gónadas	C. Ausencia de estomodeo
( ) Genitales externos	D. Formación de tubo único
( ) Cara	E. Presencia de estomodeo
	F. Existencia de cresta indiferenciada
	G. Estado de tres vesículas
	H. Existencia de crestas diferenciadas
	I. Estado de cinco vesículas
	J. Eminencias (prominencias) diferenciadas

5. Coloque junto a los hechos siguientes la semana correspondiente:
   a) Presencia de plexo en herradura
   b) Formación del mesodermo intraembrionario
   c) Plegamiento céfalo- caudal
   d) Vellosidad primaria
   e) Envoltura (corteza) citotrofoblástica
   f) Aparición de alantoides
   g) Placa, pliegue y canal (surco) neural
   h) Intestino primitivo con todos sus sectores definitivos
   i) Membrana de Heuser (exocelómica)
   j) Comienzo de implantación
   k) Fin de implantación
   l) Mórula y blastocito
   ll) Gastrulación
   m) Segmentación y migración
   n) Tubo neural
   o) Tubo cardíaco
   p) Saco vitelino primitivo
   q) Formación de mesodermo extraembrionario
   r) Disco embrionario bilaminar
   s) Disco embrionario trilaminar
   t) Embrión cilíndrico
   u) Nutrición histo-hemotrofa
   v) Línea primitiva, nódulo de Hensen y fosa primitiva
   w) Conducto neurentérico
   x) Conducto ónfalo-mesentérico
   y) Nutrición embriotrofa
   z) Celoma intraembrionario

EMBRIOLOGÍA

Guía Nº 35
Placenta y anexos

Para trabajar con el auxilio de texto/s de apoyo (dentro y/o fuera del teórico-práctico, individual y/o grupalmente).

1. Secuencie los hechos embriológicos fundamentales que conducen a la evolución del corion y de las deciduas hasta la conformación efectiva de la placenta, a partir de la segunda semana del desarrollo (o cuarta semana del embarazo).

2. La aparición concreta de ambos tipos de corion (velloso y liso) y de las diferentes deciduas (basal, capsular, parietal), se produce, a la luz de lo anterior, durante el período:
   a) de disco embrionario (segunda semana)
   b) de disco embrionario (tercera semana)
   c) embrionario (cuarta a octava semana)
   d) fetal (novena semana hasta nacimiento)

3. ¿Por qué se clasifica a la placenta humana como hemocorial?

4. (V - F) La unión de corion liso a amnios y de decidua capsular a parietal ocurren durante el período embrionario.

5. (V - F) Los cotiledones y los tabiques deciduales aparecen durante el período fetal.

6. Los cotiledones representan:
   a) ramificaciones de troncos vellositarios terciarios
   b) dependencia de la decidua parietal
   c) ramificaciones de troncos vellositarios secundarios
   d) dependencia de la decidua capsular

7. Esquematice las placas coriónica (con vellosidades de anclaje y libres) y basal (con tabiques) y el espacio intervelloso (laguna sanguínea).

8. Complete ordenadamente en la tabla adjunta, las capas faltantes a las ya mencionadas.

PLACA CORIÓNICA	VELLOSIDADES	PLACA BASAL O DECIDUAL
Amnios	Sinciciotrofoblasto	Sinciciotrofoblasto

9. Señale entre ellas a la barrera placentaria, estableciendo también lo correcto o incorrecto del nombre. En este último caso, proponga el adecuado.

10. Secuencialice en dos líneas paralelas de sentidos opuestos (y de ser posible, con colores distintos) las circulaciones maternas y embriofetal placentaria.

11. Correlacione, de manera clara, hormonas segregadas, células secretantes y ultraestructura compatible.

12. (V - F) Las circulaciones materna y embriofetal se mezclan entre sí.

13. En el siguiente listado de funciones placentarias, ubique las sustancias correspondientes señaladas en el desarrollo del tema:
    - función nutricia
    - función excretora
    - función respiratoria
    - función endócrina
    - función inmunitaria

14. (V - F) Se denomina alumbramiento a la expulsión fetal por parte de la madre.

15. (V - F) Durante la salida placentaria, se desprende la capa basal endometrial.

16. ¿Por qué siendo embriofeto y madre, entidades genéticamente distintas, el primero no es habitualmente rechazado como un injerto?

17. En lo atinente a anexos:
    a. Complete:

	Cav. amniótica	**Saco vitel.**	**Alantoides**	**Ped. fijación**
Semana de aparición				
Componentes				
Funciones				

b. Complete

	Cordón umbilical 1º	**Cordón definitivo**
Amnios		
Alantoides		
Conducto ónfalo-meséntrico		
Celoma extraembrionario		
Arterias umbilicales		
Venas umbilicales		

18. Correlacione:

( ) Componente embriofetal de la placenta
( ) Techo de la cavidad amniótica
( ) Piso del saco vitelino primitiva
( ) Componente materno de la placenta
( ) Estructura de donde deriva la alantoides

A. Decidua basal
B. Membrana exocelómica de Heuser
C. Saco vitelino definitivo
D. Decidua capsular
E. Corion velloso (frondoso)
F. Epi(ecto)blasto
G. Amnioblasto
H. Corion liso (calvo, leve)
I. Decidua parietal
J. Celoma extraembrionario

EMBRIOLOGÍA

Guía Nº 36
Desarrollo del sistema cardiovascular

Para trabajar con el auxilio de texto/s de apoyo (dentro y/o fuera del teórico-práctico, individual y/o grupalmente)

1. (V - F) El desarrollo del aparato cardiovascular comienza en la segunda semana del embarazo.

2. Ubique embriológicamente el área cardiogénica respecto del septum (tabique) transverso, del celoma intraembrionario y la lámina procordal (futura membrana bucofaríngea) durante la tercera semana y marque los tubos cardíacos.

3. Ubique el tubo cardíaco único de la cuarta semana (tras la cilindrización ó delimitación del embriofeto) respecto de los mismos componentes citados en el ítem 2.

4. El tubo cardíaco único se continúa cefálicamente con (a) y caudalmente con (b).
   a) ______________________________________
   b) ______________________________________

5. El tubo cardíaco único evidencia en sentido céfalo caudal:
   a) seno venoso, aurícula primitiva, ventrículo primitivo, bulbo cardíaco
   a) seno venoso, ventrículo primitivo, aurícula primitiva, bulbo cardíaco
   b) bulbo cardíaco, ventrículo primitivo, aurícula primitiva, seno venoso
   c) bulbo cardíaco, aurícula primitiva, ventrículo primitivo, seno venoso

6. (V - F) El tubo cardíaco único de la cuarta semana del desarrollo tiene sus cámaras divididas.

7. (V - F) El seno venoso y la aurícula primitiva son inicialmente intrapericardíacos.

8. (V - F) El tubo longuitudinal se torsiona durante la cuarta semana del desarrollo, modificando los componentes intrapericardíacos y posibilitando la distinción de las cuatro cavidades cardíacas.

9. Resuma los siguientes acontecimientos de modo sucinto y concreto:
   - tabicamiento auricular
   - tabicamiento aurículo - ventricular
   - tabicamiento ventricular
   - tabicamiento tronco-conal

- desarrollo de válvulas cardíacas (aurículo-ventriculares y sigmoideas aorto pulmonares)

10. (V - F) Los tabicamientos y valvulogénesis antedichos ocurre en el período fetal.

11. Sintetice la histogenia del endocardio, de los miocardios contráctil y especializado (cardionector) y del pericardio (visceral-parietal).

12. (V - F) El celoma pericárdico se separa del pleural durante el período embrionario.

13. (V - F) Las circulaciones extra e intraembrionarias se comunican durante la cuarta semana.

14. Fisiológicamente secuencialice las circulaciones pre y post natal, estableciendo las modificaciones estructurales que las sustentan.

15. Complete la procedencia de los sectores detallados a continuación:
AURÍCULA IZQUIERDA (porción lisa) ____________________
AURÍCULA IZQUIERDA (porción trabeculada) ____________________
AURÍCULA DERECHA (porción lisa) ____________________
AURÍCULA DERECHA (porción trabeculada) ____________________
VENTRÍCULO IZQUIERDO (cono o infundíbulo) ____________________
VENTRÍCULO IZQUIERDO (porción trabecular) ____________________
VENTRÍCULO DERECHO (cono o infundíbulo) ____________________
VENTRÍCULO DERECHO (porción trabecular) ____________________

16. La circulación extraembriofetal está formada por los vasos (a) que van hacia y provienen del saco homónimo y por los vasos (b) que se dirigen hacia y drenan las vellosidades coriónicas.
a) ______________________________
b) ______________________________

17. La circulación intraembriofetal, a su vez, está integrada por:
a) el tubo cardíaco exclusivamente
b) el tubo cardíaco, las aortas y las venas cardinales
c) las aortas dorsales solamente
d) el tubo cardíaco y las aortas dorsales

18. Complete y compare semejanzas y diferencias en el origen de la aorta y la pulmonar.

AORTA	PULMONAR
porción ascendente	porción ascendente
cayado	rama derecha
porción descendente torácica	rama izquierda y ductus arterioso
porción abdómino - pelviana	

19. Por su parte complete procedencias del:
    - Sistema cava:
    - Sistema porta:
    - Sistema pulmonar:

20. Relacione la pregunta anterior con la composición del seno venoso (esto es convergencia de las venas cardinal común, umbilical y vitelina)

21. Establezca momentos de cierre del tabique interventricular, del agujero oval y del conducto (o ductus) arterioso

22. Marque el período de mayor susceptibilidad teratogénica en el aparato cardiovascular:
    a) las dos primeras semanas del desarrollo
    b) de la tercera al final del período embrionario
    c) en el período fetal
    d) desde la fecundación hasta el final del período embrionario.

23. Esquematice del modo más sencillo posible los factores genético-moleculares que intervienen en el desarrollo de los componentes aludidos en este apartado.

EMBRIOLOGÍA

Guía Nº 37
Desarrollo del sistema génito-urinario

Para trabajar con el auxilio de texto/s de apoyo (dentro y/o fuera del teórico-práctico, individual y/o grupalmente).

SISTEMA URINARIO

1. El cordón nefrógeno es una dependencia del mesodermo (a), también llamado gononefrótomo, que produce una saliencia dorsal céfalo - caudal en la cavidad celómica llamada (b).
   a) ______________________________
   b) ______________________________

2. A lo largo del citado cordón se van sucediendo cronológica y especialmente tres sistemas que hacen al desarrollo del aparato urinario. Menciónelos.

3. El (a), de localización cervical y afuncional, es sucedido por el (b), de ubicación dorsal y lumbar alta y con funcionamiento temporario (riñon interino).
   a) ______________________________
   b) ______________________________

4. El (a), de localización lumbar y sacra, representa el riñón definitivo y está formado por (b)
   a) ______________________________
   b) ______________________________

5. Compatibilice esquemáticamente los integrantes del metenefros embriológico con los del túbulo urinífero histofisiológico

6. Resuma la evolución e involución mesonéfrica en embriofetos femeninos y masculinos, señalando sus diferencias claves.

7. Explique sucintamente el desarrollo embriológico del túbulo urinífero en el metanefros.

8. En suma, el riñón definitivo tiene origen:
   a) mesodérmico
   b) endodérmico

c) ectodérmico
d) mesodérmico y endodérmico

9. Cite los sectores del seno urogenital y las porciones del aparato urinario, derivadas de él.

10. Explique como se forma el trígono vesical y cómo pasa de mesodérmico a endodérmico.

11. Fisiológicamente:
    - el metanefros comienza a formar orina desde: ________________________
    - el mecanismo de contracorriente inicia su función desde: ______________

SISTEMA GENITAL

12. Para el estudio del sistema genital (gónadas, genitales internos y externos), se distinguen dos períodos (a) (que coincide aproximadamente con el período embrionario) y (b) (que resulta bastante superponible con el fetal).
    a) ____
    b) ____

13. Explique el desarrollo gonadal masculino y femenino, en ambos períodos, tomando en cuenta los conceptos que se señalan.
    - Células germinales primitivas
    - Cresta genital (gonadal)
    - Cordones sexuales primarios y secundarios.

14. Explique el desarrollo de los genitales internos femeninos y masculinos en ambos períodos, tomando como referencia los conductos mesonéfricos (de Wolff) y paramesonéfricos (de Müller).

15. Explique el desarrollo de los genitales externos femeninos y masculinos en ambos períodos , partiendo de los conceptos que se detallan:
    - Tubérculo genital
    - Pliegue cloacal: pliegues uretrales
eminencias labio-escrotales

16. Complete, en el sistema genital masculino, las estructuras y hojas germinativas de las que proceden los siguientes componentes:
    - Túbulos seminíferos contorneados:
      - Célula de Sértoli:
      - Gonias:
    - Túnica albúginea:
    - Células de Leydig:
    - Túbulos rectos:
    - Red testicular:

- Conos (conductillos) eferentes:
- Epidídimo - Conducto deferente - Conducto eyaculador:
- Vesícula seminal:
- Próstata:
- Glande peniano:
- Rafe cara ventral peniana y uretra peniana:
- Escroto:

17. Repita la consigna en sistema genital femenino:
    - Folículo primario:
      - Células foliculares:
      - Gonia:
    - Zona medular:
    - Oviducto - Útero - ⅓ superior de vagina:
    - ⅔ inferiores de vagina:
    - Glande clitorídeo:
    - Labios menores:
    - Labios mayores:

18. Dadas dos listas (una de integrantes masculinos y otra, de componentes femeninos), relacione con una línea los equivalentes (esto es, provenientes de igual estructura y hoja):

⅓ superior de Vagina	Escroto
Glándula de Skene	Glándula de Cowper
Células foliculares	Próstata
Glándula de Bartolino	Utrículo prostático
Himen	Veru Montanum
Labios mayores	Célula de Sertoli
Labios menores	Rafe cara ventral Peniana

19. La diferenciación a sistema masculino se debe a:
    a) falta de estrógenos
    b) falta de progesterona
    c) presencia de andrógenos
    d) presencia de progesterona

20. Explique brevemente el descenso gonadal (testicular) al escroto y precise la edad en que alcanzan su posición definitiva.

21. Los túbulos seminíferos permanecen macizos hasta la edad de (a) y muestran espermatogénesis desde la edad de (b).
    a) ______________________________
    b) ______________________________

22. Señale el período de mayor susceptibilidad teratogénica en sistema urinario, genital masculino y genital femenino.

23. Desarrollo postnatal de los sistemas urinario y genital (masculino y femenino).

24. Esquematice del modo más sencillo posible los factores genético-moleculares que intervienen en el desarrollo de los componentes aludidos tanto en el sistema urinario como en el genital.

EMBRIOLOGÍA

Guía Nº 38

Osificación - Desarrollo muscular y extremidades

Para trabajar con el auxilio de texto/s de apoyo (dentro y/o fuera del teórico-práctico, individual y/o grupalmente)

1. (V - F) La osificación es la etapa de la osteogénesis, en la que se forma tejido óseo, que reemplaza a esbozos anteriores.

2. La osificación, proceso durante el cual se produce tejido (a), se debe a la diferenciación de células osteoprogenitoras en (b).
   a) ____
   b) ____

3. Establezca las diferencias fundamentales entre osificación intramembranosa y endocondral.

4. (V - F) En la osificación endocondral los condrocitos se diferencian en osteoblastos.

5. Correlacione:

( ) Zona de hiperplasia	A. Grupos isogénicos axiles
( ) Zona de calcificación	B. Manguito óseo
( ) Zona de cartílago en reposo	C. Crecimiento aposicional del cartílago
( ) Zona de hipertrofia	D. Grupos isogénicos coronarios
( ) Periostio	E. Deshidratación de la sustancia intercelular
	F. Cartílago vascularizado

6. Durante el proceso de osificación endocondral las células capaces de segregar fosfatasa alcalina son (a) y los (b).
   a) ____
   b) ____

7. (V - F) En los huesos largos, el centro de osificación diafisario precede a los epifisarios.

8. El crecimiento en longitud del esbozo óseo se debe fundamentalmente a:
   a) tejido óseo neoformado
   b) zona de hiperplasia cartilaginosa
   c) zona de hipertrofia cartilaginosa
   d) periostio

9. Una de las células que adquieren gran importancia en la remodelación, al destruir tejido óseo son los:
   a) osteoblastos
   b) osteocitos
   c) osteoclastos
   d) osteoprogenitoras

10. (V - F) Los centros de osificación secundarios de cada extremo de los huesos largos comienzan a formarse en la época perinatal.

11. Esquematice del modo más sencillo posible los factores genético-moleculares que intervienen en el desarrollo de los componentes aludidos en este apartado.

EMBRIOLOGÍA

Guía Nº 39
Desarrollo cutáneo y mamario

Para trabajar con el auxilio de texto/s de apoyo (dentro y/o fuera del teórico-práctico, individual y/o grupalmente)

1. Resuma la embriología básica de piel y anexos.
2. (V - F) Los elementos epiteliales de la mama provienen del endodermo.
3. (V - F) El tejido intralobullilar conectivo es mesodérmico.
4. (V - F) El tejido interlobulillar conectivo es ectodérmico.
5. (V - F) Las células mioepiteliales son neuroectodérmicas.
6. Correlacionar epidermis - dermis papilar y reticular con conductos - tejidos conectivos intra e inter (extra) lobulillar mamario según su embriología.
7. Recordar las hormonas que actúan sobre el desarrollo y función mamarias en la vida postnatal.
8. Mencionar las capas germinativas de procedencia de pezón aréolas y glándulas zonales.
9. Relacione la línea mamaria con eventuales alteraciones en el número de mamas.
10. Esquematice del modo más sencillo posible los factores genético-moleculares que intervienen en el desarrollo de los componentes aludidos en este apartado.

EMBRIOLOGÍA

Guía Nº 40
Desarrollo de cara y cuello, del sistema digestivo y del sistema respiratorio

Para trabajar con el auxilio de texto/s de apoyo (dentro y/o fuera del teórico-práctico, individual y/o grupalmente)

CABEZA (CARA) Y CUELLO

1. Ubique correctamente en un esquema de la extremidad cefálica (4ª semana), las siguientes estructuras relacionadas con el desarrollo de cara y cuello.
   - Prominencia frontal
   - Estomodeo
   - Procesos maxilares
   - Procesos mandibulares

2. Caracterice, en el mismo sentido, los conceptos: arcos branquiales, hendiduras faríngeas (branquiales) y bolsas faríngeas. Cite para ello:
   - Semana de aparición
   - Hoja germinativa de la que derivan
   - Límites de cada una de las estructuras reseñadas

3. El primer arco branquial se subdivide de dos procesos: (a) (de importancia para el desarrollo de labio superior y paladar secundario) y (b) (que genera el labio inferior).
   a) ______________________________
   b) ______________________________

4. La (a) hendidura branquial (faríngea), la más saliente de todas, origina el (b).
   a) ______________________________
   b) ______________________________

5. El labio superior deriva de:
   a) procesos maxilares y nasales internos
   b) procesos maxilares únicamente
   c) proceso mandibular y procesos nasales externos
   d) procesos nasales internos y externos

6. Correlacione:

( ) Primera bolsa faríngea
( ) Segunda bolsa faríngea
( ) Tercera bolsa faríngea
( ) Cuarta bolsa faríngea
( ) Quinta bolsa faríngea

A. De ella proviene el paladar secundario
B. Genera epitelio de la trompa de Eustaquio y de la caja del tímpano
C. Origina epitelio del conducto auditivo externo
D. De ella derivan las céulas principales paratiroideas superiores
E. Generan las células principales paratiroideas inferiores y las retículo-epiteliales tímicas
F. Origina el paladar primario
G. De ella proviene el epitelio de la amígdala palatina
H. Produce el cuerpo último - branquial

7. Explique brevemente el desarrollo de fosas y senos nasales.

8. Esquematice del modo más sencillo posible los factores genético-moleculares que intervienen en el desarrollo de los componentes aludidos en este apartado.

SISTEMA DIGESTIVO

8. El intestino primitivo queda constituido definitivamente como tubo único durante la (a) semana de desarrollo a causa del plegamiento (b) fundamentalmente.
   a) ______________________________
   b) ______________________________

9. La formación de intestino primitivo:
   a) atrapa parcialmente el saco vitelino secundario (definitivo)
   b) atrapa totalmente el saco vitelino primitivo
   c) atrapa parcialmente el saco vitelino primitivo
   d) atrapa totalmente el saco vitelino secundario (definitivo)

10. Mençione los distintos sectores en que se divide el intestino primitivo subrayando límites cefálicos y caudales de cada una de ellos.

11. Asocie (9) y (10) con el concepto: conducto ónfalo-mesentérico.

12. Diferencie el anterior del conducto neurentérico.

13. Caracterice estomodeo y proctodeo, citando:
    • capa germinativa a la que pertenecen
    • localización
    • límites céfalo-caudales

14. La membrana bucofaríngea deriva de la lámina (a) y se destruye durante la (b) semana del desarrollo.

a) ______________________________
b) ______________________________

15. (V - F) La membrana cloacal desaparece antes que la bucofaríngea.

16. Describa sucintamente la formación de la lengua.

17. (V - F) Los dientes tienen un doble origen: ecto-mesodérmico

18. El paladar primario deriva de los procesos (a) El secundario, a su vez, lo hace a partir de los (b). Ambos generan el paladar definitivo.
    a) ______________________________
    b) ______________________________

19. Halle semejanzas entre el desarrollo del labio superior y el paladar definitivo.

20. Reitere desafío Nº 6.

21. Las bolsas faríngeas provienen del:
    a) mesodermo branquial
    b) ectodermo
    c) mesodermo caudal
    d) endodermo

22. Cite el segmento del intestino primitivo donde se hallan las bolsas faríngeas.

23. De acuerdo a los componentes ectodérmicos y endodérmicos de la boca, ¿cuál imagina sería la orientación de la membrana bucofaríngea en el diseño actual de su cavidad bucal?

24. Coloque junto a cada capa del tubo digestivo, su hoja germinativa:
    - epitelio de revestimiento y derivados
    - corion
    - muscular de la mucosa
    - submucosa
    - muscular externa
    - adventicia o serosa

25. ¿Es aceptable decir que:
    - los órganos derivados del intestino anterior se ubican anatómicamente en sus sitios durante el período embrionario? ¿Cuáles son esos órganos?
    - ¿vale lo dicho para hígado, vías biliares y páncreas?
    - ¿durante el aludido período se separan suficientemente las cavidades torácicas de las abdominales?

26. Señale los órganos derivados del intestino medio.

27. (V - F) El intestino medio está irrigado por la arteria mesentérica inferior.

28. El asa intestinal posee un segmento cefálico (craneal), futuro (a) y otro caudal, futuro (b).
    a) ____
    b) ____

29. En una proporción determinada, persiste un resto diverticular (divertículo de Meckel), susceptible de inflamación y de diagnóstico diferencial, en este caso, con la apendicitis aguda. Mencione la estructura de la que deriva el divertículo aludido.

30. Durante el período embrionario ocurre la hernia umbilical fisiológica del asa intestinal. Simultáneamente, durante la formación de esta hernia se produce una rotación antihoraria (tomando como eje la arteria mesentérica superior) de 90° aproximadamente. Establezca:
    - semana de formación del asa intestinal
    - causa/s probable/s de la herniación - rotación
    - posición del divertículo cecal antes de la rotación

31. La rotación de las asas herniadas, acompañada por la rotación de 180° aproximadamente, se produce durante el período fetal. Precise, por su importancia clínico-quirúrgica, ¿qué proceso lleva al divertículo cecal, desde su posición subhepática (11ª-12ª semanas) a su ubicación definitiva en fosa ilíaca derecha (16ª semana)?

32. Cite los órganos derivados del intestino posterior.

33. (V - F) El intestino posterior está irrigado por la arteria mesentérica superior.

34. (V - F) La cloaca es el sector más caudal del intestino posterior.

35. Explique brevemente, desde el punto de vista embriológico el cambio abrupto de epitelio entre recto (cilíndrico simple) y conducto anal (estratificado plano). Coincide la línea de separación histológica con la separación anatómica?

36. Existen anomalías congénitas como la atresia (ausencia de recanalización) y la estenosis (recanalización con luz menor a la normal) que imposibilitan o dificultan el tránsito de materiales, respectivamente. Ello se debe a que en el intestino primitivo (primordialmente intestino y esófago) se producen dos procesos, cuya alteración origina las anomalías reseñadas. ¿Cuáles son?

37. (V-F) El colon tiene vellosidades en determinados períodos de la vida embriofetal.

38. Como entrenamiento NO evaluable deduzca:

a) Si tiene lógica que los movimientos peristálticos (movimiento de mezcla y progresión de material por el tubo digestivo) aparecen posteriormente a las capas de la muscular externa.
b) Si puede haber problemas digestivos en un prematuro (nacido antes de madurar definitivamente)

39. Resuma brevemente desarrollo hepático y pancreático, citando de que hoja derivan sus componentes epiteliales y no epiteliales. ¿Tiene alguna semejanza con el desarrollo de las glándulas salivales mayores y menores?

40. ¿Cuál es el período de mayor susceptibilidad del aparato digestivo a los teratógenos? ¿Hay alguno en particular que lo afecte?

41. Resuma el desarrollo de las cavidades celómicas.

42. Esquematice del modo más sencillo posible los factores genético-moleculares que intervienen en el desarrollo de los componentes aludidos en este apartado.

SISTEMA RESPIRATORIO

41. (V - F) El aparato respiratorio se desarrolla como una evaginación de la pared ventral del intestino anterior.

42. Explique brevemente el desarrollo de las vías aéreas inferiores.

43. Repita lo anterior respecto del diafragma y sus cuatro componentes esenciales.

44. De acuerdo a determinados hechos histoembriológicos, la respiración ya sería posible al final del sexto mes de vida intrauterina. ¿Por qué?

45. (V - F) La alveolización pulmonar concluye antes del nacimiento.

46. Cite las hojas germinativas de la que derivan epitelio de revestimiento y derivados glandulares en vías aéreas inferiores así como sus restantes capas histológicas.

47. Complete las siguientes etapas histológicas pulmonares, aportando las vías respiratorias que aparecen en cada etapa mencionada:
a) etapa seudoglandular (5ª semana a 16ª semana)
b) etapa canalicular (16ª semana a 24ª semana)
c) etapa alveolar (24ª semana a 8 años de edad)

48. ¿Estima Ud. que las denominaciones anteriores se adecuan a lo que ocurre en ellas y facilita su denominación al recuerdo de lo que ella acontece?

49. En la etapa (a) se forma la circulación nutricia y en la etapa (b) se origina la circulación funcional.
    a) ______________________________
    b) ______________________________

50. Desarrollo postnatal de los componentes de esta guía.

51. Esquematice del modo más sencillo posible los factores genético-moleculares que intervienen en el desarrollo de los componentes aludidos en este apartado.

EMBRIOLOGÍA

Guía Nº 41
Desarrollo del sistema neuro-endócrino y derivados de las capas germinativas

Para trabajar con el auxilio de texto/s de apoyo (dentro y/o fuera del teórico-práctico, individual y/o grupalmente)

SISTEMA NERVIOSO

1. La placa neural es un engrosamiento del (a) que aparece durante la (b) semana del desarrollo.
   a) ____________________
   b) ____________________

2. La placa neural es inducida por:
   a) el mesodermo intermedio
   b) la hoja somatopleural del mesodermo lateral
   c) la notocorda
   d) la hoja esplacnopleural del mesodermo lateral

3. La placa neural se ubica en posición (a) a la línea primitiva y (b) a la notocorda.
   a) ____________________
   b) ____________________

4. Ubique junto a los acontecimientos que se listan, la semana en que suceden:
   a) formación del surco (canal) neural
   b) detección de pliegues neurales
   c) cerramiento del canal en tubo neural
   d) cerramiento de los neuroporos cefálico y caudal

5. (V - F) El cierre del tubo neural es una consecuencia directa del plegamiento céfalo - caudal (longitudinal) y se hace en sentido céfalo - caudal.

6. Las crestas neurales aparecen:
   a) dorsales al tubo neural
   b) ventrales al tubo neural
   c) en la parte ventromedial del tubo neural
   d) incluídas en el espesor del tubo neural

7. Nombre, en sentido céfalo - caudal, las tres vesículas de la cuarta semana del desarrollo, dando la razón de sus designaciones:
   a) ____
   b) ____
   c) ____

8. Dibuje el tubo neural de tres vesículas y junto a él, el de cinco vesículas. Establezca que vesículas se han subdividido y cuál permanece intacta. Marque, en el esquema de cinco vesículas, los pliegues existentes y hacia donde orienta cada uno de sus vértices.

9. Explique la denominación de cada uno de las cinco vesículas.

10. (V - F) El tubo neural con cinco vesículas corresponde a la quinta semana del desarrollo.

11. Cite las cavidades encéfalo - medulares originadas por cada vesícula.

12. Esquematice un corte transversal del tubo neural y coloque donde corresponda, las siguientes estructuras: **placas del techo, piso, alar y basal - surco limitante - capas marginal, germinal y del manto**.

13. Correlacione:

( )	Diencéfalo	A. Origina la médula espinal
( )	Mielencéfalo	B. Genera el cerebelo y protuberancia
( )	Metencéfalo	C. Forma los hemisferios cerebrales y el cuerpo estriado
( )	Telencéfalo	D. Desarrolla el bulbo raquídeo
( )	Mesencéfalo	E. Origina los pedúnculos cerebrales (tubérculos cuadrigéminos)
		F. Genera los ganglios cráneo raquídeos
		G. Desarrolla tálamo y adyacencias (sub, epi, meta, hipotálamo)
		H. Forma oído medio

14. Histogenéticamente, la secuencia genética es:
   a) neuroblastos-glioepitelio-glioblastos
   b) neuroblastos-glioblastos-glioepitelio
   c) glioblastos-neuroblastos-glioepitelio
   d) glioepitelio-neuroblasto-glioblastos

15. Complete:
   - La capa marginal forma la futura sustancia______________________.
   - La capa ______________________ forma la sustancia restante.
   - La capa ______________________ origina el revestimiento futuro de las cavidades encéfalo medulares.

16. En base a sus conocimientos anatómicos, deduzca de qué placa provienen respectivamente las telas y plexos coroides y los rafes bulbo protuberanciales.

17. (V - F) Los representantes motores provienen de la capa basal.

18. Explique embriológicamente la razón de los engrosamientos cervical y lumbar de la médula espinal y la presencia de la cola de caballo.

19. Si bien las meninges tienen origen mesodérmico como es lógico, a partir de su histología, existe un aporte adicional de las crestas neurales para alguna/s. Cítelo.

20. La mielinización central (y también la periférica) se inicia durante el período (a) y culmina hacia (b).
    a) ____
    b) ____

21. Busque el lapso teratogénicamente peligroso para el sistema nervioso y relaciónelo con los órganos en formación.

22. Los siguientes elementos periféricos se originan de (tache lo que no corresponda):
    - Receptores: PLACODAS, TUBO NEURAL, CRESTA NEURAL
    - Ganglios de la vida de relación y autónomos: PLACODAS, TUBO NEURAL, CRESTA NEURAL
    - Célula de Schwanm: PLACODAS, TUBO NEURAL, CRESTA NEURAL

23. Precise los diferentes destinos de las células, con capacidad migratoria, de la cresta neural así como el origen de ésta y sus tipos distintos.

24. Esquematice del modo más sencillo posible los factores genético-moleculares que intervienen en el desarrollo de los componentes aludidos en este apartado.

OJO Y OÍDO

1. (V - F) El desarrollo del ojo comienza en la cuarta semana.

2. Resuma brevemente los pasos que llevan a la formación de la retina y explique el origen de la capa pigmentarIa y las nueve restantes en la retina sensible.

3. Las vesículas ópticas al ponerse en contacto con el ectodermo superficial inducen en él cambios que generan:
    a) la retina
    b) el cuerpo vítreo
    c) la coroides
    d) el cristalino

4. Cite las capas de la córnea con sus respectivas capas germinativas de origen.

5. La esclerótica se origina del (a) y la coroides, del, (b).
    a) ____
    b) ____

6. Coloque junto a los componentes enlistados, su capa de origen (ectodermo superficial, mesodermo, ectodermo neural, endodermo):
   - Tejido conjuntivo del iris y músculo constrictor de la pupila
   - Epitelio de las glándulas lagrimales, párpados y conjuntiva
   - Cuerpo ciliar
   - Músculos extrínsecos del ojo

7. Relacione la embriología del ojo con los puntos críticos del desprendimiento retiniano y con la histología de la barrera hemoacuosa.

8. Esquematice del modo más sencillo posible los factores genético-moleculares que intervienen en el desarrollo de los componentes aludidos en esta sección.

9. (V - F) El desarrollo del oído comienza en la cuarta semana.

10. Mencione las capas germinativas de origen de:
    - Conducto auditivo externo
    - Oreja
    - Membrana del tímpano

11. La caja del tímpano y la trompa de Eustaquio originan su revestimiento epitelial en la (a) bolsa faríngea. Por lo tanto, la capa germinativa involucrada es el (b).
    a) ______________________________
    b) ______________________________

12. Los huesecillos del oído derivan de:
    a) arcos branquiales I y III
    b) arcos branquiales II y III
    c) arcos braquiales I y II
    d) arcos braquiales I, II y III

13. (V - F) El oído interno proviene del ectodermo neural.

14. Resuma brevemente los componentes derivados de la vesícula ótica (auditiva).

15. Investigue los momentos potencialmente teratogénicos en ojo y oído y cite algunos agentes que producen anomalías en uno y otro.

16. Esquematice del modo más sencillo posible los factores genético-moleculares que intervienen en el desarrollo de los componentes aludidos en este apartado.

SISTEMA ENDÓCRINO

1. La adenohipófisis deriva de la bolsa de (a), evaginación del techo del estomodeo. La neurohipófisis proviene del piso de la vesícula (b).
   a) ______________________________
   b) ______________________________

2. Las células foliculares tiroideas derivan de la capa germinativa (a). Las células C (claras o parafoliculares) lo hacen de la (b).
   a) ______________________________
   b) ______________________________

3. Mencione el accidente que representa, en la cara dorsal de la lengua, el resto del origen tiroideo.

4. (V - F) Las paratiroides superiores e inferiores derivan de la segunda hendidura branquial.

5. (V - F) Los islotes de Langerhans son endodérmicos.

6. (V - F) Las células tecales ováricas son ectodérmicas.

7. (V - F) Las células intersticiales de Leydig son mesodérmicas.

8. (V - F) La glándula pineal (epífisis) proviene del techo diencefálico.

9. Resuma el origen de la corteza y la médula suprarrenal.

10. Desarrollo postnatal de los componentes de la presente guía.

11. Esquematice del modo más sencillo posible los factores genético-moleculares que intervienen en el desarrollo de los componentes aludidos en este apartado.

DERIVADOS DE LAS CAPAS GERMINATIVAS

1. Establezca finalmente los derivados del ectodermo superficial, del ectodermo neural (o neurectodemo), del mesodermo y del endodermo.

EMBRIOLOGÍA

Guía Nº 42
Cronología integrada de determinados hechos embriológicos (anatómicos, histológicos y fisiológicos) de importancia clínica y/o quirúrgica

Establecer:

- día teórico de la ovulación en relación al ciclo menstrual: ________________
- día teórico de inicio de la implantación en relación al ciclo menstrual:________
- día teórico del fin de la implantación en relación el primer día de la última menstruación:____
- edad teórica del embrión al producirse la primera falta menstrual: __________
- diagnóstico de embarazo:____
- semanas del desarrollo que abarca el período embrionario:________________
- semanas del desarrollo que abarca el período fetal:______________________
- semana del desarrollo (SDD) de inicio del sistema vascular con presencia de tubos cardíacos separados: ______________________________
- SDD de fusión de ambos tubos en uno solo y de formación del asa cardíaca: ____
- SDD de inicio de los latidos cardíacos:__________________________
- SDD de auscultación estetoscópica de latidos cardíacos:_______________
- fecha de cierre de la comunicación interauricular:___________________
- SDD de cierre de la comunicación interventricular:__________________
- fecha de cierre del conducto arterioso:___________________________
- frecuencia cardíaca fetal normal:_______________________________
- SDD de apertura de la membrana buco-faríngea: ____________________
- SDD de apertura de la membrana anal:___________________________
- SDD de compleción del tabique traqueo-esofágico: __________________
- SDD de aparición del asa intestinal: _____________________________
- SDD de formación de la hernia fisiológica intestinal: _______________
- SDD de reducción de la hernia fisiológica intestinal (o de retracción de las sas): ____
- SDD de formación de las vellosidades intestinales:__________________
- SDD de posición subhepática del ciego:__________________________
- SDD de inicio de deglución de líquido amniótico en el feto:___________
- SDD de inicio del desarrollo del sistema nervioso:__________________
- SDD de inicio de la mielinización en el sistema nervioso central:_______

- SDD de inicio de la mielinización cerebral: ____________________
- fecha de compleción de la mielinización en el sistema nervioso central:________
- SDD de inicio de la mielinización periférica:____________________
- fecha de compleción de la mielinización periférica: ____________________
- SDD de inicio de la hematopoyesis hepática:____________________
- SDD de desaparición de la hematopoyesis hepática:____________________
- SDD de inicio de la hematopoyesis esplénica: ____________________
- SDD de desaparición de la hematopoyesis esplénica: ____________________
- SDD de inicio de la hematopoyesis en médula ósea: ____________________
- SDD de inicio de la osificación intramembranosa:____________________
- SDD de inicio de la osificación endocondral:____________________
- SDD de inicio de los movimientos musculares fetales: ____________________
- SDD de percepción de los movimientos fetales por la madre:________________
- SDD de inicio de la producción de orina:____________________
- fecha de inicio del mecanismo de contracorriente, concentrador de orina:____________________
- SDD de formación de las crestas epidérmicas permanentes (huellas digitales): ____________________
- SDD de capilarización de los alvéolos pulmonares y de secreción del surfactante: ____________________
- SDD de compleción del desarrollo de los alvéolos pulmonares:________________
- SDD de fusión del espacio amniocoriónico y de las deciduas parietal y capsular: ____________________
- prueba de madurez pulmonar fetal:____________________
- SDD de aborto, inmadurez, prematurez y feto a término:________________

FETO A TÉRMINO Y RECIÉN NACIDO NORMALES

Establecer en el feto a término normal

- El diámetro y peso normal de la placenta a término: ____________________
- El largo normal del cordón umbilical: ____________________
- El volumen normal de líquido amniótico a las 37-38 semanas: ______________

Establecer en el recién nacido normal

- Temperatura rectal: ____________________
- Frecuencia respiratoria: ____________________
- Frecuencia cardíaca: Despierto: ____________________
  Dormido: ____________________

PROBLEMAS DE HISTOLOGÍA Y EMBRIOLOGÍA

Esta experiencia de enseñanza-aprendizaje persigue, entre otros, los siguientes objetivos relacionados con saberes, disposiciones y capacidades.

1. Conocimiento:
   - Reforzar los conocimientos correctos, corregir los incorrectos y solucionar dudas, de la manera más activa posible
   - Favorecer la adquisición de determinados conocimientos, del modo más activo posible
2. Actitudes y hábitos:
   - Valorar la conveniencia de un adecuado manejo de fuentes de información y del trabajo grupal para la solución de problemas definidos
   - Ponderar la utilidad futura del conocimiento aprendido y lograr a su vez, ayudar a la motivación e incentivación
   - Apreciar la proyección de la Histología y Embriología en el eje clínico
   - Desarrollar hábitos de trabajo activo individual y en equipo
3. Habilidades:
   - Aplicar el conocimiento adquirido a la solución de problemas teóricos y prácticos (histológicos, embriológicos y biomédicos)
   - Saber trabajar en equipo
   - Saber relacionar e integrar conceptos dispersos
   - Saber leer e interpretar instrucciones (consignas)
   - Saber manejar fuentes de información
   - Saber realizar diagnósticos presuntivos, diferenciales y de certeza (esto es, uso del juicio y del raciocinio inductivo-deductivo-analógico)

Todo lo anterior apunta al desarrollo desde momento temprano de dos capacidades importantísimas para el médico:

a) Pensamiento científico
b) Estudio independiente

PRIMER NIVEL DE COMPLEJIDAD

Problema Nº 1

Un hematólogo (especialista en enfermedades de la sangre) realiza una punción en el pulpejo del dedo de un paciente, coloca la gota de sangre obtenida en el extremo de un portaobjetos y la dispersa homogéneamente con otro portaobjeto ubicado a 45º del anterior. Luego fija y colorea la preparación observándola al microscopio e interponiendo una sustancia entre la misma y la lente frontal del objetivo (100/1.30).

Establezca:

a) ¿Qué método utilizó? ¿Es un método *in vivo* o *postmortem*?
b) ¿Con que propósito fijó y coloreó la preparación antes de visualizarla?
c) ¿Qué sustancia se interpuso entre la preparación y el objetivo? ¿Por qué?
d) ¿Qué microscopio empleó? (fotónico o electrónico y qué variedad) ¿Qué tipo de objetivo usó?
e) ¿El límite de resolución logrado es mayor o menor al habitual? ¿Por qué?
f) ¿Cuántas veces aumentadas ve las células con el objetivo usado y un ocular 10x? ¿El campo logrado con este aumento es más o menos panorámico?
g) ¿Hubiera mejorado o empeorado la nitidez de discriminación con un ocular de 10x y un objetivo de 45x?
h) Si entre las células observadas, algunas tienen granulaciones citoplasmáticas violetas y otras rosadas, ¿cuáles son acidófilas y cuáles basófilas?
i) Entre los elementos visualizados, los glóbulos rojos tienen 7 micrómetros de diámetro. Exprese la misma medida en:

nm : ____________
mm : ____________
Aº : ____________

Problema Nº 2

En una célula secretora de esteroides ocurren una serie de procesos metabólicos que tienen directa relación con su funcionamiento. Entre otros nutrientes, la célula capta glucosa. Ésta puede formar una molécula más compleja: el glucógeno, que se deposita transitoriamente en el citoplasma celular. Cuando la célula requiere energía, ese glucógeno es degradado hasta glucosa nuevamente.

La glucosa, a su vez, será degradada produciendo en esta célula CO_2-H_2O-ATP-calor, establezca:

a) ¿Qué tipo de componente químico es la glucosa y cómo la clasificaría dentro de ella?
b) ¿Cuál es el mecanismo de transporte por el que ingresa a las células?
c) ¿Qué papel posible pueden cumplir las proteínas intrínsecas en el anterior?
d) Sitio del citoplasma donde se efectúa la glucogenogénesis (síntesis del glucógeno)
e) ¿Qué tipo de componente químico es el glucógeno y cómo lo clasificaría dentro de ellos?
f) ¿Qué parte del citoplasma constituyen sus depósitos, cómo se denominan y definen?
g) Lugar del citoplasma donde realiza la glucogenólisis (degradación del glucógeno)
h) Sitio del mismo donde ocurre la degradación de la glucosa a ácido? Nombre de este proceso y cantidad de ATP que produce.
i) ¿Qué organoide da ingreso al ácido pirúvico y produce los compuestos arriba mencionados?
j) Dónde se localizan los sistemas multienzemáticos que intervienen en todo proceso señalado en (h) y en (i)
k) ¿Qué tipo de componentes son y cómo los clasificaría: CO_2, H_2O y ATP?
l) ¿El H_2O producida es exógena o endógena?
m) ¿Qué mecanismo emplea el H_2O y el CO_2 para salir de la célula?
n) ¿Por qué al calor se lo clasifica como energía inútil?
ñ) ¿Qué organoide está involucrado en la síntesis de esteroides?
o) ¿Qué mecanismo usa la secreción mencionada para salir de la célula?

Problema Nº 3

Durante un derrumbe una persona queda atrapada en un espacio reducido. El oxígeno se consume lentamente y su disminución en el medio exterior repercute sobre el organismo del sujeto, ya que al respirar con poco oxígeno, su cantidad en sangre y en las células también disminuiría. Ello constituye la denominada hipoxia (hipos=bajo, oxis=oxígeno).

Tal hipoxia actuando como causa producirá múltiples efectos indeseables; entre ellos, alteraciones del funcionamiento de la membrana plasmática. Establezca:

a) ¿Qué tipo de componente químico es el oxígeno del aire?
b) ¿Cuál es su mecanismo de ingreso a las células?
c) ¿Qué organoide lo emplea y por ello, en este caso, se vería afectado?
d) ¿Qué importante repercusión tendría sobre la célula la falla de este organoide?
e) ¿Cómo se alteraría el funcionamiento de la membrana a partir de lo anterior?

Problema Nº 4

Al microscopio óptico y con colorantes comunes (hematoxilina-eosina), usted visualiza una célula circular. Su citoplasma presenta basofilia dispersa y su núcleo circular y de ubicación central, tiene cromatina laxa y dos nucléolos basófilos.

a) Esquematice en colores la célula descrita
b) Imagine su forma en tres dimensiones (tridimensional)
c) Opte de modo fundamentado:
   - ¿célula procariota o eucariota?
   - ¿núcleo interfásico o fásico?
   - ¿núcleo activo o inactivo?
d) Asocie los siguientes hechos: Núcleo laxo-presencia de nucléolos basófilos-citoplasma de basofilia difusa, en una hipótesis (conjetura, suposición) funcional.

Problema Nº 5

Una enzima sintetizada en el citoplasma de una célula es utilizada en el núcleo de la misma. Uno de los polipéptidos constituyentes tiene 49 aminoácidos y sus tres primeros tripletes de base son: TAC CGG TAA en la hemicadena de ADN a copiar. Establezca:

a) ¿Dónde se transcribe, cómo se transcribe y cuál es el polinucleótido resultante de esta trascripción?
b) ¿Por qué sitio franquea este polinucleótido la envoltura nuclear para llegar al citoplasma?
c) ¿A dónde se unirá la molécula señalada en el citoplasma?
d) En general, cuántos codones se requieren para un polipéptido de 49 aminoácidos
e) ¿Cuáles son los anticodones correspondientes a los tres tripletes señalados y a qué polinucleótido corresponde?
f) ¿Qué organoides estarán involucrados en la traducción (lectura) en este caso?
g) ¿Por qué lugar accede la enzima, una vez armada, al núcleo?
h) Clasifique químicamente a esa enzima y precise que estructura debe adoptar como mínimo para poder cumplir con su función biológica
i) De acuerdo a la función que está cumpliendo, en qué momento de su ciclo celular, puede hallarse esta célula? ¿Por qué?

Problema Nº 6

Relacione los problemas 4 y 5.

Problema Nº 7

Un paciente está afectado de pénfigo vulgar (pemphix=ampolla). Esta enfermedad es una afección de la piel caracterizada por la formación de ampollas en el epitelio (epidermis) de aquella. Finalmente, las ampollas se reabsorben, el epitelio se separa y pueden quedar manchas pigmentadas.

a) Sabiendo que la epidermis es un epitelio adaptado a los roces frecuentes, cuál es la variedad epitelial que la caracteriza? ¿Qué lo separa del tejido conectivo vecino?

b) Conociendo que el líquido de la ampolla se colecciona en el espacio intercelular:
   - ¿Qué características tiene el espacio intercelular en el tejido epitelial? ¿Tiene canales interfasciales?
   - ¿De qué vasos sanguíneos provendrá el líquido, tomando en cuenta la nutrición de los epitelios?
   - ¿Qué estructuras se alteran y determinan la falta de cohesión intercelular? ¿Cuáles de ellas estarían más adaptadas a la unión entre células desde el punto de vista mecánico? ¿Qué es un complejo de unión? ¿sus componentes pueden tener existencia independiente? ¿Cuál es el involucrado en este caso?

c) ¿Cómo se repara el epitelio tras el brote ampolloso?

d) Aplique los conceptos que siguen al caso particular de la respuesta del ítem c).
   Interfase: núcleo de cromatina laxa - nucléolo - transcripción - eucromatina - heterocromatina - traducción - ribosomas (libres o adheridos al RE) - citoplasma basófilo.
   Fase Mitótica: transcripción y traducción en citoplasma y mitocondrias

Problema Nº 8

Normalmente, en la superficie cutánea desembocan unas glándulas cuyas porciones secretorias se hallan en profundidad, por lo que requieren vías intermediarias para drenar su producto al exterior. Las aludidas porciones secretorias aparecen al MO como una masa de túbulos, cortadas transversal y oblicuamente.

Sin embargo, cada porción secretoria es única, no ramificada (como la vía intermedia de drenaje)

De acuerdo a la descripción efectuada, clasifique la glándula desde todos los puntos de vista posible. Imagínela en tridimensión. Sabiendo que estas glándulas poseen células mioepiteliales, ¿dónde las ubicaría?

Problema Nº 9

Una persona se ha clavado accidentalmente una astilla sucia en un dedo de la mano.

El tejido que rodea a la herida se inflama y la zona se vuelve roja, tumefacta, caliente y dolorosa.

Teniendo en cuenta, además que la astilla lleva bacterias patógenas o las arrastra desde la superficie de la piel.

Establezca:

a) posibles células del tejido conectivo que reaccionan ante al cuerpo extraño y las bacterias acompañantes
b) función que cumplen esas células en dicho proceso
c) estructura y ultraestructura de las células antedichas, tomando en cuenta el ítem b)
d) ¿Qué otros componentes celulares y extracelulares pueden intervenir?

Problema Nº 10

El ion calcio es una de las variables mejor reguladas en su nivel sanguíneo. Cuando por distintas razones, fisiológicas y/o patológicas, ese nivel desciende se ponen en marcha una serie de mecanismo que tienden a mantenerlo en la normalidad. Una hormona proteica (la paratohormona) es exocitada por epitelios glandulares endócrinos de tipo reticular (cordonal). Esta proteína de exportación aumenta, entonces, el catión calcio en sangre.

a) Según la composición química de la hormona, ¿cuál será el patrón celular al MET?
b) ¿De qué tejido se liberará el calcio que se vierte en la sangre?
c) ¿Cuál será la principal célula de éste, involucrada en esa liberación? ¿Hay alguna otra que puede cumplir esa función en el mismo tejido?
d) ¿De qué mecanismo se vale para producir tal liberación y que tipo de ultraestructura posee para cumplir el mismo?
e) ¿Qué nombre tiene la cavidad donde esta célula multinucleada se sitúa?

Problema Nº 11

Una paciente ha usado un antibiótico (cloramfenicol) para el tratamiento de una infección bucal por estafilococos. Tras su empleo comienza a tener síntomas que hacen que su médico solicite un hemograma. El resultado es el siguiente:

GR____ 2 500 000/mm^3
GB____ 3 000/mm^3
PLAQUETAS________________________________ 50 000/mm^3

Fórmula leucocitaria

neutrófilos _____________65%
eosinófilos _____________ 3%
basófilos ______________ 1%
linfocitos _____________ 25%
monocitos _____________ 6%

¿Qué conclusiones extrae del resultado del hemograma?

Problema Nº 12

Un grupo de enfermedades conocidas en conjunto como "desmielinizantes" presentan signos histológicos comunes. Estos son: a) destrucción de las vainas mielínicas; b) conservación de neuronas y prolongaciones así como de la neuroglía; c) aumento significativo del número de astrocitos; d) abundancia de linfocitos y plasmocitos alrededor de los vasos sanguíneos (infiltraciones perivasculares) y e) ausencia de alteraciones patológicas en otros órganos.

Precise:

a) ¿Cuáles son las células integrantes de la neuroglía central?
b) ¿Qué astrocitos pueden estar aumentados primordialmente si el foco de ataque se localiza en sustancia blanca?
c) ¿Cuál/es pueden ser las razones de la desmielinización?
d) ¿Qué significación le otorga a la infiltración vascular de linfocitos y plasmocitos?

Problema Nº 13

Un joven afectado de meningitis tuberculosa, presenta un LCR químicamente normal, de aspecto límpido y con 400 células/mm3 (a predominio linfocitario). Se lo trata con antibióticos capaces de franquear las barreras hematoencefálica y hemorraquídea. Como referencia básica señale:

a) composición celular normal del LCR
b) formación del LCR y su relación en la barrera hemorraquídea
c) circulación y reabsorción normal del LCR
d) semejanzas y diferencias entre las siguientes barreras:
    - hematoencefálica
    - hemorraquídea
    - hemoacuosa
    - hemorretiniana

en los ítems que se detallan:

- localización anatómica
- ultraestructura de sus componentes
- importancia funcional

Problema Nº 14

En determinadas intervenciones quirúrgicas, la administración de una droga denominada curare, produce una significativa flacidez de los músculos estriados esqueléticos.

Esto permite, en consecuencia, su incisión sin mayores inconvenientes. Además, por el efecto relajador del curare, el paciente debe ser asistido artificialmente, para cumplir con su función respiratoria.

a) Sabiendo que el sarcolema actúa como membrana postsináptica y bloqueando el curare, receptores de la misma, establezca:
   - ¿Qué compuestos químicos del sarcolema obran como receptores específicos para el curare?
   - ¿Qué elemento constituye el componente presináptico y cómo lo diagnostica al MET?
   - ¿Cómo se denomina la conexión entre este último y el músculo y qué tipo de sinapsis conforma?
   - Sabiendo que el mediador químico de la sinapsis (neurotransmisor) es la acetilcolina (Ach), cuál es la ultraestructura de la vesícula que lo contiene, qué sucede con el mediador una vez que estimuló los receptores postsinápticos?
   - Si la membrana postsináptica posee alguna morfología especial al MET

b) Secuencialice que hubiera acontecido con el impulso eléctrico de no haber sido bloqueado en la membrana postsináptica.

c) Seleccione entre los siguientes conceptos, aquellos directamente relacionados con la contracción muscular: **RER - REL - centríolo - mitocondria - Golgi - microtúbulos - microfilamentos - tubos en T - glucógeno - colesterol - pigmentos.**

d) Dibuje cómo se visualiza teóricamente el sarcómero durante la acción del curare (banda A, disco H, banda I, disco Z) y puntualice si existe ligazón entre sus miofilamentos constitutivos en ese momento.

e) ¿Por qué debe ser asistida artificialmente la función respiratoria?

Problema Nº 15

Durante la progresión del material digerido o en digestión a lo largo del tubo digestivo actúan unos movimientos fisiológicos (peristálticos) sustentados en determinadas estructuras histológicas.

Complete:

a) ¿Cuáles son dichas estructuras?
b) ¿Cuál es su ultraestructura básica?
c) ¿Qué diferencias estructurales al MO presentan con la variedad muscular involucrada en el problema anterior?

Problema Nº 16

Una bacteria franquea la piel y llega a los ganglios linfáticos vecinos, que reaccionan inflamándose y aumentando considerablemente su tamaño.

a) ¿Por qué tipo de vasos y por qué cara ganglionar accede la bacteria al órgano linfático?
b) ¿Qué tipos de linfocitos competentes reaccionan, de acuerdo al tipo de inmunidad involucrada? ¿Dónde se encuentran?
c) ¿Qué sucede en la estructura conformada por los linfocitos citados?
d) ¿Cuál es la secuencia celular ocurrida tras la estimulación linfocitaria? ¿Cuál es la célula resultante, su función, su ultraestructura y estructura derivadas?

Problema N° 17

Un adulto joven que padeció fiebre reumática durante su niñez tiene afectada sus válvulas cardíacas mitral y aórtica. Sobre esa deficiencia valvular se instala una endocarditis que obliga a un severo tratamiento médico y luego, al recambio valvular quirúrgico.

a) ¿Cuál es la histología normal del endocardio y de las válvulas cardíacas sobre las que se instalaron las anormalidades detalladas?
b) ¿Hay vecindad histológica-endocardio-sistema cardionector, capaz de explicar algunas alteraciones de éste durante inflamaciones de aquél?
c) Durante la vejez existen dos hechos histológicos que interjuegan para la determinación de la presión mínima (o diastólica); uno, que ocurre en la aorta y tiende a disminuirla y otro, en las arteriolas (de pequeño calibre) y tiende a aumentarla ¿Cuáles son?

Problema Nº 18

Un recién nacido, prematuro e hijo de madre diabética, manifiesta a poco de nacer severas deficiencias respiratorias que comprometen su vida. Los neonatólogos diagnostican un síndrome de la membrana hialina y disponen las medidas terapéuticas pertinentes. Histológicamente, este síndrome se apoya en la falta de maduración del tipo celular secretor de un agente tensioactivo, esto es, una secreción que posibilita la mejor expansión alveolar durante los movimientos ventilatorios:

a) ¿A qué sustancia tensioactiva nos referimos?
b) ¿En qué sector pulmonar se halla y constituyendo qué estructura?
c) ¿Qué célula es la responsable de su secreción?
d) ¿Se puede visualizarla al MO con coloraciones comunes?
e) ¿Cómo se diferencian de las células vecinas y qué medios de unión vinculan a ambas?

Problema Nº 19

Una paciente asmática llega a la guardia para el tratamiento de su acceso. El médico percibe su dificultad respiratoria (disnea) en el trabajo de sus músculos respiratorios y en el jadeo persistente. Tras administrarle una medicación bronco-dilatadora y otra antiinflamatoria, el acceso remite progresivamente.

a) ¿En qué condiciones normales se usan los músculos espiratorios? ¿Cuál es la estructura clave para la espiración normal y dónde se halla?
b) ¿Que tipo de vía aérea (por su importante capa muscular en relación a su calibre) se hallaba contraída durante el acceso, dificultando la espiración, obligando al uso de los músculos homónimos y justificando el empleo de medicación broncodilatadora para regular la crisis?
c) ¿Qué célula conectiva segregó, entre otras, histamina y produjo concomitantemente un cuadro inflamatorio en las mucosas de esas vías aéreas, aumentando la dificultad para ingresar y fundamentalmente para sacar el aire?

Problema Nº 20

Una pareja concurre a la consulta médica por un problema de esterilidad (no han logrado concepción alguna tras dos años de intentos sin practicar medidas anticonceptivas). Como es de rigor, se estudia la capacidad reproductiva masculina, entre otros, establezca:

a) ¿Dónde maduran y se almacenan los espermatozoides testiculares liberados? ¿En el testículo se hallan ya maduros? ¿Dónde adquieren capacidad fertilizante?
b) ¿Qué vías recorren en secuencia los espermatozoides desde el túbulo seminífero contorneado hasta su salida por el meato?
c) ¿En qué porción del eyaculado se encuentran principalmente los espermatozoides?
d) ¿Cuáles son las características cuantitativas salientes del eyaculado?
e) ¿Cuál es la viabilidad del espermatozoide a partir del coito?

Problema Nº 21

Una joven de 25 años, que no registra antecedentes de embarazo, tiene su última menstruación entre los días 1 y 4 de octubre pasados. Ayer (5/11) asistió al ginecólogo para su control respectivo anual. Sabiendo que su ritmo menstrual es regular y responde a un patrón 28/4. Complete.

a) Estructura histológica posible del ovario el día de consulta
b) Estructura histológica posible endometrial en el mismo momento
c) Descripción de la glándula mamaria al MO de acuerdo a los antecedentes referidos
d) Características técnicas relacionadas con el Papanicolau

Problema Nº 22

Llegada a la menopausia (cese de las menstruaciones) una mujer experimenta problemas óseos a causa de alteraciones en el metabolismo del calcio, propias de su situación.

a) Cite las hormonas involucradas en la regulación del metabolismo del calcio y probables mecánicos de acción. Refiera las células productoras de las hormonas y células blanco (efectoras) de las mismas.
b) Sabiendo, además que los estrógenos influyen en dicho metabolismo, arme el sistema cibernético, hipotálamo-adenohipófisis-ovario, puntualizando las estructuras histológicas pertinentes.

Problema Nº 23

Un paciente diabético tiene la glucosa sanguínea aumentada. Hasta cierto nivel, si bien las cifras son altas en sangre (hiperglicemia) **no** aparece azúcar en orina. Superadas esas cifras, **sí** lo hace.

a) ¿Por qué estando alta la cifra de azúcar y filtrando más azúcar, la orina no la revela?
b) Describa al MO y al MET el sector morfológico involucrado en este hecho.
c) ¿Por qué supone que excedida cierta cifra, la glucosa se revela en orina? ¿Qué rol cumple en ese momento la aludida estructura?

Problema Nº 24

Producida la ingesta de carne vacuna, aplique sus conocimientos previos y establezca dónde y cómo se efectúan los procesos de digestión intestinal, absorción de nutrientes y excreción de desechos así como las formaciones histológicas donde se sustentan.

SEGUNDO NIVEL DE COMPLEJIDAD

Problema Nº 1

La ingesta de alimentos comprende distintas etapas (masticación, deglución, digestión, asimilación y excreción).

a) Correlacione morfofuncionalmente cada etapa
b) Acción del sistema APUD y hormonas digestivas en la regulación de las mismas
c) Forma de ingreso de glúcidos, lípidos y proteínas a las células y su destino intracelular
d) Origen embriológico de los órganos participantes

Problema Nº 2

Una mujer, por exposición a los rayos solares, sufre quemaduras de segundo grado superficial (ampollares).

Siendo las ampollas epidérmicas:

a) Origen del líquido que las integra
b) Medios de unión alterados en la formación de la ampolla
c) En la inflamación dérmica simultanea, ¿qué tejidos se alterarán?
d) ¿Cuál será el mecanismo de reparación de la epidermis?
e) De haberse bronceado normalmente, ¿qué células participarían?

Problema Nº 3

Una fractura del miembro inferior obliga a enyesar a un adulto joven. Al caminar con el yeso descarga gran parte del peso sobre la extremidad sana. Esta produce en ella modificaciones de las líneas de fuerza e hipotrofia de los músculos del miembro enyesado.

Precise:

a) Concepto de osteona y su relación con las líneas de fuerza
b) Variedades de tejido óseo que se encuentran en un hueso largo
c) Características del tejido cartilaginoso articular
d) Rol y estructuras del tejido nervioso y muscular en relación a la hipotrofia

Problema Nº 4

Una persona de 43 años, de la ciudad de Rosario, viaja a un pueblo de Catamarca ubicado a 2354 metros sobre el nivel del mar. Presenta una serie de signos y síntomas que se conocen como mal de la Puna o apunamiento.

a) Explique los motivos, órganos y mecanismo histofisiológicos implicados
b) Explique el motivo por el cual los habitantes de ese pueblo no presentan el cuadro referido
c) Reseñe el origen embriológico de los órganos afectados

Problema Nº 5

Determinadas zonas del país tienen poca cantidad de yodo en su tierra y en su agua. En sus habitantes es frecuente el desarrollo de una alteración de la glándula tiroidea denominada bocio endémico.

Establezca:

a) Relación del yodo, histología e histofisiología de la glándula tiroidea
b) Mecanismo de regulación de la producción de hormonas tiroideas
c) Origen embriológico de los distintos órganos participantes

TERCER NIVEL DE COMPLEJIDAD

Los siguientes problemas se presentan como descripciones de grupos de fenómenos observables o hechos que requieren explicación. La actividad del grupo de alumnos consistirá en discutir y producir respuestas fundamentadas.

Problema Nº 1

Una célula macrofágica fagocita una bacteria a la que digiere parcialmente.

Relacione las estructuras participantes directa e indirectamente y establezca las relaciones estructura-composición química y función de las mismas y los procesos que ocurren en esa célula.

Problema Nº 2

Como resultado del incendio de su auto, una persona sufre quemaduras de tercer grado en la mano derecha, de segundo grado profundo y superficial en el brazo derecho y de primer grado en el tronco. En total representan un 10% de la superficie corporal.

Relacione los signos y síntomas de los distintos sectores quemados con los tejidos dañados.

Problema Nº 3

Un paciente ha recibido un transplante de riñón donado por su tío. El transplante fue rechazado.

Analice las causas, tejidos y mecanismos participantes en el rechazo.

Problema Nº 4

Una persona que está sensibilizada al maní, ingiere, sin saberlo, un postre que contiene maní. Media hora después tiene un cuadro de diarrea, prurito y ronchas en la piel.

Establezca los posibles mecanismos por los que se sensibilizó y el mecanismo por el que se produjo el cuadro referido.

Problema Nº 5

Una persona ingiere un alimento que contiene glucosa.

Describa estructuras, mecanismos participantes y posibles destinos de las moléculas de glucosa desde la ingestión y hasta la eliminación de los productos de desecho de su metabolismo, previa utilización como compuesto energético por un músculo.

Problema Nº 6

Una pareja joven consulta por que hace dos años que no usan ningún método anti-conceptivo y la mujer no queda embarazada.

Describa estructura y condiciones necesarias para que se produzca el embarazo e indique cuáles pueden estar alteradas y ser responsables de la ausencia de embarazo.

Problema Nº 7

Una mujer consulta por un atraso de 8 días en su menstruación y refiere que el día anterior acompañó a su madre a un estudio radiográfico y no se protegió de la radiación. Desea saber si está embarazada.

En caso de estarlo, ¿qué consecuencias puede tener la exposición a las radiaciones?

Problema Nº 8

Una pareja, cuya integrante femenina tiene 42 años y cursa la 16ª semana de embarazo, consulta sobre la probabilidad de tener un hijo con síndrome de Down.

¿Cuál sería su respuesta y qué estudios realizaría al respecto?

Problema Nº 9

Analice el problema relacionando los síntomas y signos con los componentes histológicos y los procesos histofisiológicos correspondientes.

Como consecuencia de un accidente automovilístico una persona de 38 años, de sexo femenino, grupo sanguíneo AB factor Rh–, sufre lesiones múltiples.

- No pierde el conocimiento pero está mareada y es rápidamente traslada a un hospital donde se constata:
  - Tensión arterial 90/40
  - Pulso 145/min
  - Hematocrito 32
  - Temperatura axilar 36,5 ºC
  - Se transfunde con 500 cc de sangre
  - Presenta en pierna derecha quemaduras de primer grado y de segundo grado superficial y profunda, con ardor, dolor, ampollas, siendo algunas quemaduras no dolorosas.
  - En pierna izquierda presenta una fractura expuesta y lesión vascular que le produjo una hemorragia importante.
  - Tratada quirúrgicamente la fractura y contenida la hemorragia se coloca un yeso por 30 días en la pierna izquierda, que inmoviliza las articulaciones de la rodilla y el tobillo.
  - Las quemaduras son tratadas de acuerdo al grado de las mismas.
  - Se aplica gammaglobulina antitetánica y vacuna antitetánica.
  - La paciente queda internada.
  - Una de las quemaduras se contamina con gérmenes del hospital y produce un proceso inflamatorio de origen infeccioso con fiebre y adenopatías inguinales, que es medicado con antibióticos y evoluciona favorablemente.
  - Otras de las quemaduras no infectada no cicatriza satisfactoriamente y se decide hacer un trasplante (injerto) de piel del mismo paciente.
  - La paciente evoluciona favorablemente de sus quemaduras y de la fractura.
  - Al retirar el yeso la pierna presenta menor volumen y menor fuerza que la pierna derecha y dificultad en el movimiento de la articulación del tobillo.
  - Se indica rehabilitación.